全国高职高专医药院校护理专业
"十三五"规划教材(临床案例版)

供护理、助产等专业使用

丛书顾问　文历阳　沈彬

护理人际沟通
（临床案例版）

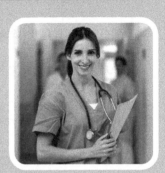

主　编　廖雪梅　徐桂莲

副主编　徐　玲　柳　璐

编　者　（以姓氏笔画为序）

王　蓉　黄冈职业技术学院

苏晓云　山西医科大学汾阳学院

陈　玮　惠州卫生职业技术学院

柳　璐　郑州铁路职业技术学院

徐　玲　四川卫生康复职业学院

徐桂莲　黄冈职业技术学院

曹美玲　山西同文职业技术学院

廖雪梅　北京卫生职业学院

华中科技大学出版社
http://www.hustp.com
中国·武汉

内 容 简 介

本书是全国高职高专医药院校护理专业"十三五"规划教材(临床案例版)。

本书包括沟通概述、人际沟通的基本理论,以及护理工作中的人际沟通、语言沟通、非语言沟通、治疗性沟通和跨文化沟通艺术等内容。

本书可供全国高职高专医药院校护理、助产等专业及其他相关专业学生使用,也可供相关人员学习参考。

图书在版编目(CIP)数据

护理人际沟通:临床案例版/廖雪梅,徐桂莲主编.—武汉:华中科技大学出版社,2015.11 (2024.9重印)

全国高职高专医药院校护理专业"十三五"规划教材

ISBN 978-7-5680-1387-1

Ⅰ.①护… Ⅱ.①廖… ②徐… Ⅲ.①护理学-人际关系学-高等职业教育-教材 Ⅳ.①R471-05

中国版本图书馆 CIP 数据核字(2015)第 272236 号

护理人际沟通(临床案例版)　　　　　　　　　　　廖雪梅　　徐桂莲　主编
Huli Renji Goutong (Linchuang Anli Ban)

策划编辑:周　琳
责任编辑:周　琳　童　敏
封面设计:原色设计
责任校对:曾　婷
责任监印:周治超
出版发行:华中科技大学出版社(中国·武汉)　　　电话:(027)81321913
　　　　　武汉市东湖新技术开发区华工科技园　　　邮编:430223
录　　排:华中科技大学惠友文印中心
印　　刷:武汉邮科印务有限公司
开　　本:787mm×1092mm　1/16
印　　张:8.75
字　　数:230千字
版　　次:2024 年 9 月第 1 版第 15 次印刷
定　　价:38.00 元

全国高职高专医药院校护理专业"十三五"规划教材(临床案例版)教材编委会

丛书学术顾问 文历阳 沈 彬

委员（按姓氏笔画排序）

付 莉 郑州铁路职业技术学院

冯小君 宁波卫生职业技术学院

朱 红 山西同文职业技术学院

刘义成 汉中职业技术学院

李红梅 山西医科大学汾阳学院

邹金梅 四川卫生康复职业学院

范 真 南阳医学高等专科学校

罗金忠 贵州城市职业学院

金庆跃 上海济光职业技术学院

周 涛 泰州职业技术学院

桑未心 上海东海职业技术学院

黄 涛 黄河科技学院

黄岩松 长沙民政职业技术学院

曹新妹 上海交通大学医学院附属精神卫生中心

章正福 滁州城市职业学院

雷良蓉 随州职业技术学院

谯时文 乐山职业技术学院

前言

Qianyan

本书是全国高职高专医药院校护理专业"十三五"规划教材(临床案例版)。本书紧紧围绕着《国家中长期教育改革和发展规划纲要(2010—2020年)》中"以服务为宗旨,以就业为导向"的指导思想编写,书中基本理论、基本知识的编写以"必需、够用"为原则,强调职业能力、方法能力和社会能力并举的培养目标,力求教材更加贴近岗位、贴近学生,适应当前高职高专生源现状和护理岗位需要。"学知识"部分重在培养学生的护理专业能力;"学会学习"部分重在培养学生的方法能力;"学会交往、学会合作"部分重在培养学生的社会能力,最终达到在提高学生人文综合素质的基础上强调护理人际沟通能力的培养。

本书共分七章,内容包括沟通概述、人际沟通的基本理论、护理工作中的人际沟通、护理工作中的语言沟通、护理工作中的非语言沟通、护理工作中的治疗性沟通和护理工作中的跨文化沟通艺术。每章节由学习目标、案例及实践活动、学习支撑和学习检测四部分组成。在编写过程中,力求突出以下特点。①发挥"案例版"教材特色,以案例为主线,引导学生的学习活动,强调对学生自主学习、探究学习等学习方法的引导。②通过实践活动、由浅入深的科学设问,将理论知识内化为学生发现问题、分析问题、解决问题的实际应用能力。③遵循认知规律,体现从通识沟通知识到专业沟通知识循序渐进的原则。④紧扣护理专业工作特点,引入团队沟通、患者及患者家属沟通能力评估、同事沟通禁忌等实用知识。

由于编写时间仓促和编写水平有限,书中难免有疏漏、欠缺和不足之处,在此真诚地希望使用者批评指正。

编　者

目录
Mulu

第一章 沟通概述

 学习目标

知识目标：

1. 解释：沟通、人际沟通、护理人际沟通。
2. 简述人际沟通的构成要素。
3. 说出有效沟通的行为策略。
4. 叙述人际沟通课程与护理工作的关系。

能力目标：

1. 通过案例识别人际沟通基本原则。
2. 通过案例分析，说出影响人际沟通的因素。
3. 在沟通过程中，初步学会应用有效沟通的行为策略。

素质目标：

1. 养成重视沟通、善于交流的生活、工作态度。
2. 在沟通中体现尊重生命、关爱患者的职业情感。

第一节　沟通与人际沟通的概述

沟通是人与人之间发生联系的最主要形式，无论社会如何进步，科学技术如何发展，个体都不可能孤立生存，每个社会成员的正常生活、学习和工作，都需要与他人进行沟通。通过沟通，可以交流思想、沟通情感、适应社会、提高生存质量。心理学家亚伯拉罕·马斯洛指出，在关注高层次需要之前，应先满足基本层次的需要，而沟通是满足生理需要、安全需要、自尊需要等基本需要的必要方法之一。沟通随时发生，无处不在。美国石油大亨洛克菲勒说：假如人际沟通能力也是同咖啡和糖一样的商品的话，我愿意付出太阳底下比任何东西都珍贵的价格来购买这种能力。可见沟通能力的重要性。正确认识沟通重要性、掌握沟通知识与技能、培养沟通能力是生活幸福、事业成功的基础。

 案例及实践活动

案例 1-1-1　王奶奶到水果市场购买水果，见第一个卖李子的小贩问："这李子怎么样？""我这李子又大又甜，特别好吃。"老奶奶一听，摇了摇头，走向了第二个小贩。"你的李子好吃吗？""我这儿是李子专卖，什么样的李子都有，您要什么样的？"

"我要酸一点的。""这是酸的,我给您称2斤?"小贩真诚地说,顺手拿起了一个袋子递给了老奶奶。"好吧,称1斤吧。"老奶奶说。这时,第三个小贩搭讪说:"人家买李子都要甜的,您为什么只买酸的呀?""儿媳妇怀孕了,就想吃酸的。""爱吃酸的是好事儿,俗话说,酸儿辣女,一准给您生个大孙子。"小贩兴致勃勃地说。"是,我也听说有这种说法,不管是真是假,愿意吃就买呗。"老奶奶美滋滋地说。"1斤没几个,我这李子也是酸的,您多买点,让儿媳妇换着吃。""也是,再买1斤吧。"王奶奶在第三个小贩处又买了1斤李子。"有您这样的好婆婆,您儿媳妇真有福气!怀孕补充维生素最重要,您知道什么水果含维生素最多吗?"第三个小贩一边称李子一边说。"不知道。""猕猴桃含有多种维生素,特别是维生素C含量最高,最适合孕妇吃。您看,这是全市场最新鲜的猕猴桃。"小贩挑了一个又大又新鲜的猕猴桃拿给王奶奶看。"买2斤吧,这放放会更好吃,但也别买太多,放时间长了,维生素会被破坏的。"小贩贴心地介绍着。"好吧,要2斤。"王奶奶又买了第三个小贩2斤猕猴桃。

实践活动:1.角色扮演:体会沟通的重要性。

2.分析三个小贩的销售结果为什么会不一样?简述人际沟通的构成要素有哪些?

3.小组讨论:应用人际沟通的基本原则,试分析第三个小贩销售水果有什么特点?

案例1-1-2 张某,男,68岁,因胸闷、咳嗽、气喘到医院就诊。张某在女儿陪同下来到分诊台。

情景一

护士小王一边忙着手里的工作,一边头也不抬地问:"要看哪科?"张某:"医生,我觉得……""我是问你要看哪个科?"护士小王用极其不耐烦的口气说。"护士,你怎么说话呢?什么态度呀?"张某女儿生气地说。随后到门诊办公室投诉了小王。

情景二

当护士小吴看到患者向分诊台走来时,立即起身,面带微笑,用关切的语气问:"大爷,您好,我能帮您做点儿什么?"张某说:"我有点儿不舒服,不知道挂号挂哪科。"说话时,张大爷有些气喘。"您别着急,来,您坐这儿,慢慢说。"小吴一边说,一边将大爷扶坐在椅子上。"不用坐了,你就赶紧告诉我挂哪科吧,我都急死了。"大爷的女儿急切地说。"好,马上。"小吴平和地说。随后小吴根据大爷的叙述,对大爷女儿说:"带老先生看心内科吧。您看,挂号在那里,就诊从这儿上楼,在二楼。"小吴一边说着,一边用手势指明了具体方位。大爷的女儿急匆匆地径直走了过去。小吴说:"大爷,您的女儿真孝顺,看得出,您生病,她是真着急。您在这儿稍等会儿,有什么需要叫我,好吗?我去看看其他患者。""好,太谢谢你了。"大爷满意地点点头。小吴迎向了下一位就诊患者。

实践活动:1.小组讨论:总结归纳护士小王和小吴沟通的优缺点。

2.分析小吴在沟通中应用了哪些沟通基本原则?具体体现在哪些细节?

3.角色扮演:如果你是接诊护士,你会如何接诊?谈谈这样接诊的原因。

案例1-1-3 寓言故事:一个年轻人独自走在一条仅能通过一个人的小路上,

NOTE

发现路面上有一个像苹果般大小的圆球。他顺脚踢了圆球一下,圆球"唰"得一下膨胀到了原来的两倍大。年轻人大吃一惊,于是更加用力地踢向圆球,圆球"唰、唰……"变得更大了,而且越踢越大,最后居然堵住了整条小路,不能通行。年轻人一筹莫展,正在懊悔时,远处飘来一个声音:"小伙子,刚才你踢的圆球,是争论与吵架精灵,你越踢他,他会越膨胀,如果你不动他,他是不会自己膨胀的。"

实践活动:1.阅读这则寓言故事,谈谈体会。

2.结合人际沟通基本原则,谈谈如果有人与你争吵,你将怎么做? 说出这样选择的原因。

 学习支撑

一、沟通的含义、类型

(一)沟通的含义

沟通本意是开通而使两水相通,后引申为信息的交流,主要是指传递和接收信息。沟通双方互为信息的发出者和接收者。沟通是一个信息传递与接收的循环过程,它的根本目的是交流信息。以下要点有助于对沟通的理解。

(1)沟通是信息的传递。

(2)沟通是对信息的准确接收。沟通不仅是传递信息,更重要的是对信息的准确接收。接收者感知的信息与发出者发出的信息相互吻合,才能构成沟通。

(3)沟通并非是指沟通双方达成一致意见。有效沟通是指准确地理解信息的含义,而并非沟通双方必须达成一致意见。事实上,有时沟通者已经明确理解对方传出信息的含义,但不一定完全同意对方的观点。沟通双方能否达成一致意见,与双方的世界观、价值观以及对具体事物的看法等因素有关。

> 重点:沟通的要点:①沟通是信息的传递。②沟通是指对信息的准确接收。③沟通并非是指沟通双方达成一致意见。

(二)沟通的类型

1.人际沟通　人际沟通指人与人之间的沟通。

2.人机沟通　人机沟通指人与机械之间的沟通。

3.机机沟通　机机沟通指机械之间的沟通。

二、人际沟通的含义、类型

(一)人际沟通的含义

人际沟通是指在人与人间传递和交流信息的过程,是沟通的子系统。通过沟通,可以交流思想、沟通感情、传播知识。沟通不仅是形成人际关系的重要方法,也是影响个人事业乃至身心健康的重要因素。人际沟通的主体是人,核心是信息的传递,保障是沟通双方的双向互动,关键是准确表达和理解信息。以下要点有助于对人际沟通的理解。

(1)人际沟通是在某一特定时间段内,沟通双方进行的一项活动。

(2)人际沟通是一项有目的、有意义的活动。

(3)人际沟通是一个双向、互动的反馈与理解的过程。沟通往往是双向活动,它需要沟通双方根据沟通内容进行信息的互动与反馈。例如刚入院的患者,其私人物品凌乱地堆放在病室的过道处,对病室通行和病室环境造成影响。通过护士的有效沟通,患者家属及时对私人物品进行了收纳整理,保证了病室过道的通畅,恢复了整洁的病室环境。因此有效沟通必定要产生思想上或行为上的预期回应,是信息接收者对发出者所发出信息的反馈,否则就不能形成沟通。

(二)人际沟通的类型

1.语言沟通与非语言沟通

(1)语言沟通:指以语言文字为媒介实现的一种沟通类型,是一种准确、有效、应用广泛的沟通形式。根据语言的表达形式不同,又可细分为口头语言沟通和书面语言沟通。常见的口头语言沟通有演讲、小组讨论等。书面语言沟通有信件、传真、文件等。口头语言沟通是护士最常用的沟通类型。

(2)非语言沟通:指以非语言为媒介如人的面部表情、服饰仪态、副语言、空间距离等实现的一种沟通类型,是语言沟通的自然流露和重要补充,能更准确、客观地传递沟通信息。如一个人的衣着打扮、说话时的一举一动,都会形成非语言沟通信息。护士端庄的仪表、规范的服饰、得体的举止、精准的操作等都会形成非语言信息,这些非语言信息体现了护士良好的职业素质,树立了护士的职业形象。

2.正式沟通与非正式沟通

(1)正式沟通:指通过正式的组织程序,按组织规定的路径实现信息交流的一种沟通类型。具有比较固定的沟通渠道,信息传递准确,受重视程度高,沟通速度较慢的特点。同时,正式沟通存在典型的"面具"效应,常常掩盖负面信息,展现符合社会规范的正面内容。如组织内部召开会议、传达文件,以及组织之间的公函往来等,都属于正式沟通。

(2)非正式沟通:指正式沟通以外的信息交流的一种沟通类型。具有沟通形式灵活多样,内容广泛,信息传播速度快但不一定准确等特点。非正式沟通没有固定的规范要求,不受时间、场合限制,便于人们根据主观意愿表达思想、态度和需要,具有较强的主观目的性。由于非正式沟通的主观随意性,其信息的客观真实性需要甄别。如同事之间茶余饭后的聊天、亲朋好友聚会的闲谈等均属于非正式沟通。

3.单向沟通与双向沟通

(1)单向沟通:指在沟通过程中,由一方单纯地发出信息,另一方只限于接收信息的一种沟通类型。具有接受面广、信息传递快、不易反馈等特点。单向沟通如听广播、听汇报等。

(2)双向沟通:指在沟通过程中,信息发出者与信息接收者角色不断互换的一种沟通类型。具有信息准确、充分反馈、信息传递速度较慢等特点。如同学间商讨解题方法、同事间讨论活动方案等属于双向沟通。

4.告知性沟通、征询性沟通和说服性沟通

(1)告知性沟通:指以告知对方自己意见为目的的一种沟通类型。具有沟通信息准确、表达信息要求高、应避免产生歧义等特点。如护士通知患者的术前准备、布告、会议通知等。

(2)征询性沟通:指以用提问等方式获得期待的信息为目标的一种沟通类型。对征询者要求提问明确,态度真诚、谦虚等。如对患者进行医院工作满意度调研等。

(3)说服性沟通:指以用说理等方式改变对方态度为目标的一种沟通类型。具有难度大的特点。常见的说服性沟通有规劝、批评和调解等。在护理临床实践中,会经常应用到说服性沟通,如劝阻吸烟患者戒烟、劝说喜欢吃肉的高脂血症患者减少脂质的摄入等。

除以上类型外,还有思想沟通、有意沟通、无意沟通、信息沟通、心理沟通等沟通类型。

三、人际沟通的构成要素

沟通的基本构成要素由沟通环境、信息发出者、信息、传播途径、信息接收者、反馈六个因素组成。

(一)沟通环境

沟通环境是指沟通发生时的具体环境因素,包括环境中的噪音、光线、温度等沟通的环境因素和沟通参与者的情绪、态度、学识水平等个体因素。

(二)信息发出者

信息发出者是指发出信息的人,也称信息来源。信息发出者将自己要传递的信息应用恰当的表达形式如语言、表情、动作等表达出去。

(三)信息

信息是指信息发出者希望传达的思想、感情、观点、意见等具体内容。

(四)传播途径

传播途径是指信息传递的渠道,也称传递媒介。一般情况下,信息的发出者在传递信息时使用的途径越多,接收者越能更好、更快、更准确地接收信息。

(五)信息接收者

信息接收者是指信息传递的对象。信息接收过程一般经过接收、解码和理解三个步骤。在多数情况下,沟通参与者在同一沟通过程中可能既是信息的发出者,又是信息的接收者。

(六)反馈

反馈是指信息接收者对接收到的信息作出反应的过程。反馈是沟通的重要组成部分,它是确定沟通是否有效的重要依据。反馈是生理的、心理的或是行为上的改变,是客观存在的,它会成为新的信息反馈给信息发出者。反馈可能是语言信息,也可能是非语言信息。只有当接收到的信息与发出的信息含义相同或相近时,才有可能形成有效沟通。

重点:人际沟通的构成要素:①沟通环境。②信息发出者。③信息。④传播途径。⑤信息接收者。⑥反馈。

NOTE

四、人际沟通的基本原则

人际沟通的基本原则是沟通的基本准则,是学习和应用沟通技巧的基础。在人际沟通过程中,应遵循的基本原则有尊重原则、理解原则、赞美原则、真诚原则、信用原则、互动原则和关怀原则。

(一)尊重原则

哲学家杜威说,人类本质里最深远的驱动力就是"希望具有重要性"。被尊重是人的本质需要,尊重原则是人际沟通的首要原则。要做到敬人之心长存。尊重包括自我尊重、尊重他人和获得他人的尊重。人一方面要感到自己的重要性,另一方面也必须获得他人的认可、得到他人尊重,以支持自己的感受。

尊重是一种涵养。尊重是相互的,只有学会尊重他人,才会赢得他人的尊重。不是所有的沟通都能达成共识,观点冲突、意见相左是常有的事情,我们要学会尊重差异,充分理解他人的意见,这也是一种尊重。尊重最主要的是态度问题,与权力、地位和贫富无关。无论对方身份地位如何,都有自由表达想法的权利。即使你不善言辞,依然可以借助非语言行为在沟通中表达出尊重。付出真诚就会得到信任,献出爱心就会得到尊重。

(二)理解原则

沟通不仅是信息的传递,更主要的是对信息核心内容的理解和把握,准确地理解信息内容、了解沟通者的需求、明确沟通的动机是良好沟通的基础。促进理解的最佳方式是站在对方的角度看问题,特别是当不知道别人的想法和需要时,不妨换位思考,设身处地地想一想,因为人的想法和需要往往是由个人所处的身份、地位所决定的。在人际沟通中,凡事多问几次"如果我是他,我会……",你就不难理解对方所表达的内容了。

(三)赞美原则

无论是谁,都有独特的优点,都值得称赞。通过赞美和鼓励,使人们获得满足感,感到快乐。积极的情绪有利于沟通的顺利进行。客观、公正、真诚、得体的赞美,可以帮助他人发现自身的价值,可以缓解矛盾与怨气,它与讨好、献媚不同。富兰克林遵循的处事原则之一是不说别人坏话,只说大家好话。有效的赞美应注意以下几点。

1. 赞美必须出自真诚 言不由衷的夸奖一般会给人留下虚伪的印象,只会增加对方的戒备心理,不利于沟通的进行。

2. 赞美应该有独到之处 要真正发挥赞美的作用,就必须仔细观察赞美对象,用心发现其有别于常人的优点,使赞美恰到好处,恰当的赞美更容易引起兴趣和重视。

3. 赞美要找准时机 赞美要找准时机,否则,再真诚的赞美也可能造成负面效果。如当对方上级领导在场的情况下,赞美对方具备领导才能,不但会使对方感到尴尬,也可能导致对方领导的不快。

4. 背后赞美　当面赞美收效较快,但背后赞美往往更让对方感到高兴,因为背后赞美更能体现赞美者的真诚,同时背后赞美别人还能增加周围人对你的敬意。

（四）真诚原则

有效的沟通应遵循真诚原则。真诚意味着愿意打开心门,推心置腹地沟通。真诚是一种沟通态度,不仅表现在言语上,更体现在行动上。真诚意味着表里如一、言行一致。真诚能有效促进沟通的进行。松下电器公司创始人松下幸之助曾说:"伟大的事业需要一颗真诚的心与人沟通。"松下幸之助也正是凭借这种真诚的人际沟通态度,使松下电器成为全球著名企业。

（五）信用原则

信用是指一个人遵守诺言、不欺骗,从而取得他人的信任。人离不开交往,交往离不开信用。与人交往时要实事求是、热情友好、不卑不亢,端庄而不过于矜持,谦虚而不矫揉造作,要充分显示自信心。一个充满自信的人,才能取得他人的信赖。富有主见、信守诺言的人更容易激发他人的沟通动机。

（六）互动原则

沟通是一个过程,是沟通参与者之间的互动过程。互动体现了对沟通权利的共享,既是对沟通参与者的尊重,又能有效地提高沟通效果。如一著名设计师精心为客户设计了多种风格的室内装修方案,客户均表示不满意。设计师一筹莫展,正在看电视的女儿说:"这些都是你最满意的,可惜,房子不是你住。"设计师听了女儿的话,茅塞顿开。拿着之前设计的一张草图,约见客户并对客户说:"您看,我要把设计做得更完美,让您住着更舒适,还应做些什么?"随后设计师根据客户意见将设计方案加以完善,结果客户非常满意。

（七）关怀原则

关怀能传递温暖,在不经意间打动人心,提高沟通者的认可度,促进人际关系的发展和沟通的有效进行。有一个患者多年来不管是大病小病,都要去找内科的李医生,有时不是内科病,也要先征求李医生的意见。奇怪的是他们并不是朋友。原来,十年前的一个冬天,这位患者带着家人来看病,正好看到李医生给一个孩子做检查。当时医院的条件不是很好,诊室内温度较低。患者看见李医生一边跟孩子的妈妈说着什么,一边使劲地搓着自己双手,然后又搓手里的听诊器。开始没明白医生要干什么,只是想医生可能太冷了。后来,他看到李医生将手和听诊器在自己的脖子上试了试,才将孩子的衣服掀起了一点,将听诊器放进去。患者终于明白,李医生是怕听诊器和自己的手冰到孩子。李医生不经意间的举动深深地感动了这位患者。他说:"能够这么关怀患者,为患者着想的好医生,请他看病,心里踏实。"看起来是一些无足轻重的细小环节,可正是这些细节成就了良好的医患关系。不难看出,关怀体贴在医患沟通中发挥了重要作用。

知识链接

沟通高手具备的特质

1. 拥有多样性的行为反应:沟通高手懂得从各式各样的沟通行为中挑选合适的行为表现。

2. 挑选恰当行为的能力:沟通高手懂得在最适当的时候表现出最恰当的行为。

3. 表现行为的技巧:沟通高手懂得有效地表现沟通行为。

第二节 人际沟通的影响因素

 案例及实践活动

案例1-2-1 李奶奶,73岁,今晨雪后,不听家人劝阻,执意外出锻炼,结果滑倒,造成股骨颈骨折,急诊入院。就诊时,李奶奶表情痛苦、面色苍白、血压偏高。家人赶到医院,由于担心,老人的家属你一言我一语不断地埋怨着老人。老人受到指责后非常生气,但又百口难辩。这时,护士小王来到病房,进行入院评估。当询问入院原因时,老人的女儿生气地说:"就是不听话,非要去锻炼,摔的。""是这样呀,您怎么不听劝呀,下雪还出去。"快人快语的小王顺嘴说了一句。老人之前还在回答小王的询问,当听到小王说了这句话后,随即紧皱双眉、一言不发。接下来,任凭小王问什么,老人都不再说话了。

实践活动:1. 小组讨论:造成护士小王沟通失败的原因是什么?

2. 说出影响人际沟通的因素有哪些。

3. 小组讨论:如果你是小王,你会采取哪些方法以保证沟通能有效进行?

4. 角色扮演:根据本组讨论结果进行角色扮演,感受沟通效果。

案例1-2-2 李某,男,78岁,农民,因腹痛待查入院。患者入院后,医生为患者开出了次日清晨抽血化验检查的医嘱。护士小王根据医嘱,向患者解释。小王:"大爷,您好,我是您的责任护士王××,您可以叫我小王。请问,您是3床的××吗?"小王是个活泼外向的姑娘,说话干净利落,语速较快,一口气说完了上述内容。患者:"啊?什么事?"小王:"根据您的病情,医生给您开了化验单,要为您抽血检查,您今天晚饭后到明天抽血前,不要吃任何东西,等着抽血。明天早晨6点左右会有人来给您抽血,好吗?"小王一边说一边翻看着手里的化验单,看看下一个要通知的患者是谁。患者看着小王,点了点头。看到患者点头,小王就转身去通知另一个患者了。

次日清晨6点,早班护士来为患者抽血,发现患者正在吃早点。护士见状生气地说:"还没抽血,您怎么就吃早餐了!"事后,护士从患者家属处了解到,患者听力不佳,记忆力也不好,在护士解释抽血要求时可能根本就没有听清护士说什么,只是习惯性地点了点头。

实践活动:1.小组讨论:你认为护士小王的沟通是有效沟通吗?为什么?

2.如果你是患者的责任护士,你会如何与患者进行沟通?

3.说出有效沟通的行为策略有哪些。

4.情景模拟:根据本组选择的沟通方法,模拟进行沟通,检验沟通效果。根据模拟具体情况,讨论修正沟通细节,最终达到有效沟通。

案例 1-2-3　小张和小罗是住在同一宿舍的实习护士。小张内向,小罗外向。由于性格的差异,两人经常因为一些小事发生矛盾。为此,心直口快的小罗常常感到内疚。为了更好地相处,小罗决定从日常小事的沟通做起。今天,小罗觉得宿舍有些热,想打开房门,按照以往的习惯,小罗会直接把门打开。但转念一想,应该征求一下小张的意见,怎样说才能让感情细腻的小张听了更舒服呢?小罗克制住了自己的急脾气,静静地想了下面几种说法。

(1)"小张,把门打开!"

(2)"小张,请你把门打开!"

(3)"小张,请你把门打开,好吗?"

(4)"小张,你可以开一下门吗?"

(5)"小张,我觉得屋子有些热,你可不可以把门打开?"

(6)"小张,你觉得屋子热吗?我觉得有些热。如果你也觉得热,方便的话,可不可以把门打开?"

实践活动:1.小组讨论:分析上述句子的表述内涵有什么不同。

2.根据小组分析结果,应用不同的语气模拟上述句子。说一说听后的感受。

3.如果你是小罗,你会选择上述哪种说法,为什么?

4.结合自己的生活实践,请每位同学至少列举出5条影响沟通的因素。

 学习支撑

一、影响人际沟通的因素

人际沟通是一个复杂的信息交流过程,沟通的理想效果是达到有效沟通。"秀才遇见兵,有理说不清""酒逢知己千杯少,话不投机半句多",凡此种种,均在描述沟通不畅,不能形成有效沟通。影响有效沟通的因素有环境因素和个体因素。

(一)环境因素

1.噪音　在沟通过程中,环境中的噪音会影响沟通效果。沟通参与者以外的说笑声、嘈杂的脚步声、突然响起的电话铃声、门窗开关的撞击声等使人生理及心理产生不舒服感觉的声响均可视为噪音。当人患病时,适应噪音的能力减弱,少许的噪音即会干扰患者的情绪,使之感到疲乏和不安,影响休息和睡眠,甚至导致病情加重。

重点:影响人际沟通的环境因素有噪音、距离、舒适度、装饰、地点等。

2. 距离 在人际交往过程中,在不同场所、面对不同的沟通对象时,每个人都有属于自己的沟通距离要求。恰当的距离体现的是沟通双方彼此的尊重。人际沟通一般有四个层次的空间距离,分别是亲密距离、人际距离、社会距离和公共距离。空间距离的构成取决于沟通双方的地位以及彼此间的亲疏关系。如果沟通时忽略了沟通的空间距离要求,则会影响沟通效果。

3. 舒适度 沟通环境的温度、湿度、光线、通风等因素构成了沟通的舒适度。这些因素异常变化时会直接影响人体,导致人体生理、心理变化。如环境温度过高会引起神经系统受到抑制,影响沟通参与者的反应速度;光线过暗会导致沟通参与者相互看不清对方的表情变化,影响非语言沟通信息的传递与接收等。

4. 装饰 环境装饰的整洁度、协调性,整体布局的舒适度、合理性等,在一定程度上会影响沟通效果。色彩作为视觉元素,具有生理效应、心理效应,能引发患者多样化的情绪变化。

5. 地点 沟通地点的选择是影响沟通的一个重要因素。沟通内容不同应选择不同的沟通地点。地点的选择,既要考虑环境因素,又要考虑交通的便利性。地点选择是否合适直接体现沟通者的用心程度,从而反映沟通者的诚意。

(二)个体因素

1. 心理因素 有效的人际沟通很大程度上依赖于有良好的心理素质。积极稳定的心理因素有利于沟通双方信息的表达与理解,能激发沟通兴趣,提高沟通效果;而恐惧、自卑、嫉妒等不稳定的、消极的心理因素,往往会使信息的传递和理解发生障碍,特别是对信息的理解,在不稳定的心理状态下,常常会发生与信息输出者表达意思偏离的想象,导致沟通效果受到影响。专家们研究发现,80%的信息失真源于不稳定的、消极的心理因素影响。如当沟通参与者心理处于愤怒等过激状态时,对信息尤其是与导致愤怒情绪相关的信息,往往会出现过度反应,这种过度反应不利于沟通者对信息的客观理解,使沟通受到严重影响。

2. 认知水平 由于每个人的受教育程度、生活环境、人生经历不同,对事物认知的深度、广度也会不同,由此导致个体对事物的认知水平存在一定差异,这种差异形成了对沟通的影响。一般来说,沟通双方受教育程度、生活环境越接近,知识重叠程度越大,越容易沟通,且沟通效果越好。另外,知识面越广、生活阅历越丰富的人,更容易与不同认知水平的人沟通且易形成有效沟通。在临床工作中,护士需要与年龄不同、信仰不同、文化背景不同的各类患者进行沟通,缺乏必要的沟通知识和技能将难以有效地开展各项护理工作。

3. 沟通态度 沟通态度是影响沟通的重要因素。真诚的态度是沟通应遵循的基本原则,是沟通顺利进行的基本保证。缺乏真诚的沟通态度往往会引起沟通方的心理防御。沟通信息的表达、接收受主观意愿的影响,选择性地表达、接收符合自己主观愿望的信息会导致信息失真,从而影响沟通效果。

4. 生理状况 年龄、生理状况等会影响沟通的顺利进行。个体由于生活的时代不同,人生观和价值观存在一定的差异性。生理状况可分为永久性的生理缺陷和暂时性的生理不适,永久性的生理缺陷如失聪、失明等;暂时性的生理不适如突发的腹痛、剧烈的头痛等。但不管是年龄差异,还是永久性、暂时性的生理状况,均会影响沟通参与者表达和接收沟通信息。

5.语言 语言是沟通的主要载体,在沟通中发挥重要的媒介作用,但如果不能恰当地使用语言则会影响沟通效果。在实际沟通过程中,沟通双方任何一方在沟通时存在说话面无表情、固定口头禅、出言粗俗等不良语言习惯以及注意力不集中、交头接耳、随意插话等不良语言行为时,均会影响信息的接收与理解,使沟通效果受到影响。

6.性格 人的性格是在生理素质的基础上、在社会实践中逐渐形成的,具有一定的稳定性。一个人是否善于沟通,与性格有着密切的关系。热情、开朗、直爽等外向性格的人,往往沟通愿望比较强烈,愿意与人沟通;而孤僻等内向性格的人,在人群中善于独处,孤芳自赏、自命清高,缺乏自我暴露、自我剖析的勇气。他们往往缺乏主动沟通的意愿。封闭者本着"井水不犯河水""自扫门前雪"的观点,把自己封闭在小范围内生活,这样会限制自身的社交广度,失去更广泛的信息来源渠道。性格没有好坏之分,不同性格的人各有优缺点。只是就沟通主动性而言,会有上述差异。

除环境因素和个体因素以外,媒介因素、组织因素等也是影响沟通的因素。

二、克服人际沟通障碍

(一)摆脱环境障碍

1.噪音 针对环境噪音对沟通的影响,沟通时宜注意选择适宜的环境,尽可能降低与沟通内容不协调且会引起沟通者生理、心理不舒适的声音,以增强沟通效果。世界卫生组织规定的医院声音标准,白天病室较理想的强度是 35~40 dB。因此,理想的强度可使患者感到舒适,获得生理、心理的满足感。护士应努力创造有利于患者休养的舒适环境。在护理过程中,为控制噪音的产生,护士需做到说话轻、走路轻、操作轻、关门轻,非紧急和非必需的诊疗工作应尽量避开患者沟通交谈时间。同时应注意加强病区内各种仪器的维护与保养,减少医疗仪器产生的噪音对患者沟通的影响。

2.距离 重视沟通距离对沟通的影响。一般情况下,在较近距离内进行沟通,容易形成融洽合作的沟通氛围,有利于沟通的进行,否则会降低沟通交流的有效性。但需同时注意,沟通距离的选择,除与沟通双方地位及彼此间关系的亲疏有关外,还应考虑到场合因素,在不同场合应选择不同的空间距离。当医护工作者选择恰当的沟通距离与患者沟通时,会给患者带来亲切、安全、被接受、被尊重的感觉。

3.舒适度 适宜的室内温度、湿度、通风、光线能使沟通双方身体舒适、心态平和,有利于沟通的顺利进行。一般 18~20 ℃ 是人体的舒适温度;相对湿度保持在50%~60%为宜;通风效果与室内外温差、通风时间和室外气流速度有关,通风时应避免对流,室内应按时通风,保持空气清新;光线应与沟通内容相适宜,一般不宜过强或过弱,并注意调整、控制光线照射方向。环境的舒适度决定患者的生理、心理状态,关系着治疗效果和疾病的康复。护士应以患者为中心,努力创造舒适的修养环境,满足患者身心需要,促进患者早日康复。

4.地点　沟通地点要根据沟通的具体活动内容进行选择,适宜是基本原则。从交通便利性上,如两人沟通且双方身份对等,可以选择沟通双方比较熟悉、位于双方距离基本对等的地方,这样不至于让对方形成屈就和压抑感。但如果对方是长者、领导、女士,应选择对方熟悉、距离对方相对较近的地点,这样更能体现诚意和尊重,为沟通的顺利进行创造条件。在临床护理工作中,选择适宜的沟通地点能有效维护患者的隐私,降低患者的沟通顾虑,增加患者的安全感,有利于更加全面地收集患者的信息。

5.装饰　洁净规范、色调和谐的装饰能营造温馨、舒适的环境。病区色彩的选择,应根据收治病种的不同,确定病区的标准色。确定病区标准色时,不仅要考虑色彩的识别功能,更重要的是要注重色彩对患者生理、心理的影响。恰当地选择色彩能达到一定的治疗效果,如白色有镇静作用,给人纯洁、明快、清新之感;蓝色有降压、使脉率减缓的功效,有助于消除紧张情绪;淡粉色使人温暖、舒适,是医院儿科病房常常选择的颜色,搭配符合儿童特点的装饰物品,能有效平复患儿的焦虑情绪,减少就医环境对患儿的影响,促进疾病早日康复。

(二)跨越心理障碍

1.恐惧　恐惧是最常见的沟通心理障碍,即使是出色的演说家,最初进行演说时也会出现恐惧与害怕的情况。但人们发现,沟通引发的恐惧往往不会伴随终生,随着年龄的增长、阅历的丰富、沟通频率的增加,沟通恐惧会逐渐降低甚至消失。这说明,沟通恐惧是可以改变的。摆脱沟通恐惧最有效的方法就是锻炼,通过反复多次的锻炼可以逐渐降低沟通恐惧,这也是许多优秀演说家成功的秘诀之一。护理岗位的工作性质对护士的人际沟通能力提出了较高要求,护士应加强学习,强化锻炼,不断完善和提高自己的沟通能力。

2.自卑　在人际交往中,自卑常常是在过往的人生经历中,成功体验较少、失败体验较多而导致自信心降低的表现。自卑常会导致在沟通中处于被动地位,不被重视,缺乏表现机会或没有胆量表现自己。这种情况在与领导、权威人士、名人交往时,表现尤为突出。克服自卑的有效方法是增加成功的体验,从自己得心应手的小事做起,去感受成功的愉快。此外,要不断鼓励、暗示自己,勇于面对挫折,注重在挫折中不断积累经验,为进一步迈向成功蓄积能力。常言道,成功是属于勇于尝试、百折不挠的人。

3.嫉妒　人的内心总希望自己是最棒的、是可以超越他人的,一旦这种心理由于各种因素没有得到满足,往往会产生嫉妒。嫉妒属于负面心理情绪,对人对己都是不利的。要消除嫉妒心理,应转变观念,理解"尺有所短,寸有所长"的内涵,客观评价自己,取他人之长补己之短。

(三)消除语言障碍

1.不良语言习惯　不良的语言习惯是语言沟通中最主要的障碍。这些不良语言习惯有:说话面无表情、眼神漂移不定、固定的口头禅、语言粗俗、自说自话等。

不良语言习惯会降低沟通的有效性。要改变不良的语言习惯,需根据不同的问题采取相应的措施。如对于说话面无表情者,可以采用面对镜子调整说话时表情并坚持练习的方法;对于有固定口头禅的沟通者,可以将自己的声音录下来,分析出现口头禅的原因然后针对性地加以解决;语言粗俗是知识浅薄、缺乏修养的表现,是要坚决禁止的;而对于自说自话的人,这样的人往往是以自我为中心,没有考虑信息接收者的感受,是对沟通反馈重要性认识不足的表现。自说自话常常是护理工作中沟通无效的主要原因,一定要引起护士的高度重视,沟通中注意患者的反馈,提高沟通效果。

2. 不良语言行为 在语言沟通过程中,不良语言行为包括心不在焉、注意力不集中、交头接耳、随意插话、随便离席等。沟通时注意力不够集中,往往会丢失沟通信息或降低沟通者的沟通兴趣,导致沟通不能正常进行,沟通效果可想而知。要纠正这一不良行为,应有意识地锻炼自己,沟通时看着对方的颜面部是一个不错的方法。同时,沟通方如果能注意沟通艺术,使沟通能够更加具有吸引力也是帮助纠正这一不良行为的有效方法。交头接耳、随意插话都是缺乏必要沟通礼仪、有失修养的表现,应从加强自身修养、提高自身素质做起。

3. 语言差异 语言差异是指语种不同,或同一语种但由于地域差异对同一词汇理解、用法不同等。这些均会造成沟通障碍,降低沟通有效性。针对同一语种,克服的方法是尽量使用通俗易懂的词汇,减少方言和生僻词汇的应用,同时辅以非语言沟通方法。针对不同语种,借助翻译进行语言转换是解决问题的最佳方法。

护理教育中,常常会高度重视护士语言修养能力的培养,借以提高护士的语言沟通能力,充分发挥护士语言在临床护理工作中的"治病"作用,杜绝不规范语言的"致病"作用。礼貌、真诚、规范的语言能为患者解除思想顾虑,化解就医过程中的矛盾和误会,缓解紧张、焦虑的情绪,增强战胜疾病的信心。

(四)克服生理障碍

针对年龄差异,最好的解决方法是能够换位思考,本着包容、理解的态度进行沟通,这样对提高沟通效果会有一定的积极意义。针对生理缺陷,如听力障碍、视力障碍等,需要采用特殊的沟通方式。如与聋哑人进行沟通时,我们可以采用放慢说话速度、面向对方沟通同时辅以手势的方法。暂时性的身体不适可能导致沟通者注意力难以集中,在不违背原则的前提下,我们可采用等不适消失或减轻之后再进行沟通的方法。

(五)弥补性格差异

要冲破封闭、孤僻的心理障碍,关键在于转变观念,多看别人的长处和优点,理解"水至清则无鱼,人至清则无朋"的道理。封闭者应及早认识到这种心理问题给自身带来的危害,尽早尝试打开心扉,融入社会。英国作家萧伯纳说:快乐与别人分享,快乐的效能就能增加一倍;痛苦与别人分担,别人的痛苦感受将减轻一半。与封闭、孤僻的患者沟通时,有效的心理疏导和心理支持是非常重要的沟通手段。

人们常说,沟通是一门"艺术",是因为在沟通过程中,无论是出于什么目的,沟通参与者都需要有所改变,改变不恰当的表达方式、不良的沟通习惯等影响沟通的因素。在沟通中,沟通参与者如果能更多地考虑他人的感受,更多地关注沟通效果,有意识地将亲切、温暖、生动等人性化的因素融入沟通中,则沟通会带来意想不到的效果。

三、有效沟通的行为策略

(一)谋划

谋划是指沟通准备阶段的计划。沟通前,要明确沟通目的,了解沟通对象的基本情况,选择沟通的时间和地点,必要时根据沟通目的准备沟通提纲。只有充分做好沟通前的准备工作,才能为沟通的有效进行奠定基础。

(二)观察

观察是指在沟通过程中要注意观察,通过察言观色了解沟通对象的反应和需求。结合沟通对象的反应和需求,采取恰当的沟通技巧。

(三)善听

常言道,"会说的不如会听的",善听才能善言。倾听是获取信息的重要途径,是沟通中非常重要的组成部分。积极的倾听是暂时忘掉自己的思想、意愿,全神贯注地倾听对方表达的内容。倾听的目的是为了最大限度地理解听到的内容以及内容之外的"弦外之音",而不是为了评价听到的内容。

(四)反馈

反馈是指对沟通信息的反应。通过反馈,借以理清沟通中的观点、理解沟通内容。如果只是倾听而没有反馈,对于信息发出者而言,不外乎对牛弹琴,显然也就不能形成有效沟通。恰当的反馈是表达对沟通方尊重的具体表现形式,是提高沟通兴趣、激发他人表达沟通内容的有效方法。

(五)交谈

沟通中说什么、怎么说、什么时候说、对谁说一直以来是沟通中要解决的重点问题。只有学会交谈,才能保证沟通的有效进行。"言之有理,言之有序"是交谈的基本原则。

有效沟通的行为策略除上述的主要内容外,还有许多细节,如目光、手势、面部表情、副语言等,在后续章节中将进行详细叙述。

知识链接

"想象沟通"

"想象沟通"是训练沟通能力的基本方法,是指沟通者对即将执行的沟通内容进行事先演练,想象一下,你要怎么说,对方可能会怎么回应。

重点:有效沟通的主要行为策略包括谋划、观察、善听、反馈、交谈。

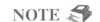

根据信息接收方的具体情况,尽可能多地设想可能出现的回应,以便在进行实际沟通时能灵活地采取更有效的沟通技巧,达到理想的沟通效果。

第三节　护理人际沟通

护理学是医学科学领域里一门综合性的应用学科,与人类生存繁衍、文明进步息息相关。在护理学不断发展的今天,要求护士不仅要具有扎实的理论知识和过硬的操作技能,还应具备良好的人际沟通能力。人际沟通能力是人际交往的起点,是改善和发展人际关系的重要手段,是建立良好护患关系、更好服务于健康事业的基础,是护理工作者必备的基本能力之一。

 案例及实践活动

案例 1-3-1　今天 2013 级护理专业的学生结束了为期一个月的临床学习。班主任利用班会时间,组织全班同学进行见习总结。班主任介绍了全班的见习情况,其中,特别表扬了小路同学。她说:"小路的学习成绩不是我们班最好的,但这次见习的综合评价成绩是最高的,而且遥遥领先于其他同学。她最大的特点是善于沟通,这一点得到了临床带教老师的一致肯定,希望同学们向小路学习。"大部分同学回想起小路在临床的沟通表现,频频点头。班上平时学习最好的小马听了,心里有些不舒服,但转念一想:自己的学习和操作技术比小路强多了,只要学习好、操作精,会不会沟通没什么了不起,大不了不沟通、不来往就是了。

实践活动:1. 自评一下,在日常生活中,你是一个善于沟通的人吗?

2. 人的一生真的可以做到与周围人"大不了不沟通、不来往"吗? 小马这种想法对吗?

3. "只要学习好、操作精,会不会沟通没什么了不起。"作为准护士,结合人际沟通课程与护理工作的关系,说说你对这句话的看法。

案例 1-3-2　小李是个急诊室的实习护士。她性格内向、不善沟通,基本理论知识扎实,操作技能掌握较好,但操作速度较慢。在急诊室已经实习两周了,带教老师对小李操作速度较慢表示不满,希望小李提高操作速度,适应急诊工作。小李认为带教老师明知道自己性格内向,操作速度会慢,还要求自己提高操作速度是难为自己,心中闷闷不乐。近日,由于一直想着带教老师的要求,又认为慢是自己性格原因导致的,不可能有解决的好办法,小李情绪一直低落,以致影响工作,更加引起带教老师的不满。

实践活动:1. 小组讨论:作为急诊室带教老师,要求小李提高操作速度是否合理? 为什么? 如果你是小李,你会如何面对这件事情?

2. 试分析性格内向的护生在满足护理职业岗位要求时,是否存在不足? 如何培养护士的人际沟通能力?

3.小组讨论:性格是终生不能改变的吗?试分析一下自己的性格。

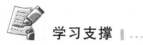 学习支撑

一、护理人际沟通

护理人际沟通是护理专业范畴内的人际沟通,是为了解决特定护理问题、完成特定护理任务而建立和发展起来的,一般会随着任务的完成而终止。

二、人际沟通课程与护理工作的关系

(一)有利于建立良好的护患关系

护患关系是护理工作中的重要人际关系,是顺利开展护理工作的重要保障。人际沟通能力是建立良好护患关系的基本能力。通过人际沟通课程的学习,可提高护士对人际沟通能力在护理工作中重要性的认识,学会尊重人、理解人、关心人,不断完善和提升沟通技能,以便能更有效地与患者沟通,了解患者的健康问题,最大限度地满足患者的需求。

(二)有利于促进护患心理健康

人际沟通课程的学习,丰富了护士的人际沟通知识与技能,能够促进护患之间有效的沟通与交流,有利于增进护患之间的相互理解与信任,化解矛盾和误解,避免因为误解引发的医疗纠纷,提高患者对护理工作的满意度和护士工作的成就感,对维护和促进护患的健康心理状态、顺利开展护理工作、促进患者早日康复发挥了积极的作用。

(三)有利于创造良好的工作环境

良好人际沟通知识的掌握与应用,可以促进医务工作者之间的沟通与交流,有利于增进医务工作者之间的包容、关心与理解,形成协作、互助的良好工作关系,创造融洽、愉快的工作氛围,激发医护人员的工作热情和积极的情绪体验。良好的工作氛围还会感染患者,降低或转移患者紧张、焦虑、烦闷等消极情绪,使患者身心更加舒畅,增强战胜疾病的信心。

(四)有利于适应新型医学模式

随着医学科学的进步,研究者逐渐认识到影响人类健康的因素除了生物因素外,还有人的心理因素和社会因素。医学护理的本质是人际关怀,人际关怀既包含了生命与健康的科学属性,也包含了极其丰富的社会人文属性,而医学的终极目标就是实现敬畏生命、珍爱健康的人文价值。在此基础上,生物-心理-社会医学模式取代了生物医学模式,这种转变并不否定疾病的生物学本质,而是提倡全面地了解患者。简言之,新的医学模式,强调看病"人"和治病"人",而非简单地看"病"和治"病"。新的医学模式的建立要求护理工作者对患者实施身、心、社会等全方位的整体护理,主动关心和了解患者的需求,熟悉和掌握患者的心理活动,应用沟通知识

与技巧提高护理工作质量成为新医学模式下护理工作的重要内容之一。

三、护理人际沟通能力培养的必要性

(一)护理学发展需要沟通能力

护理学无论是作为独立学科理论知识的完善与提高,还是工作内容、工作范畴的转变与扩大,都需要以人际沟通知识为核心的人文科学知识支撑。"始于主动、基于专业、止于满足"的护理工作路径离不开人际沟通知识的学习应用。

(二)护士职业需要沟通能力

1. 沟通是护理工作的重要组成部分 护理的服务对象及护理的工作性质决定护理工作离不开人,而人与人之间需要沟通。护理实践证明,护理人员每天 70% 的工作时间是用于与医生、护士、患者、患者家属、其他医务工作者等各种人的沟通。可见,沟通是护理工作的重要组成部分。

2. 沟通是护理工作的基本要求 随着护理专业的不断发展,对护理工作者人文护理能力提出了更高的要求。在护理工作中,要求护士应用各种沟通知识和技巧,与服务对象进行交流。了解患者需求、传递护理信息、应用沟通技能成为护士满足患者的需求、解决患者健康问题的基本工作方法。有的学者认为,护士职业成功的决定因素是护士的人际沟通能力。

3. 沟通是提高护理工作质量的基本保证 护理人员的沟通能力在提高护理工作质量方面发挥着重要作用。护理的服务对象是人,人有生物属性和社会属性,有生理、心理等各种需求,要满足患者的各种需求,除了必备的医学知识和精湛的操作技能外,护理人员的沟通能力也发挥着巨大的作用。良好的沟通能更好地了解患者的需求,准确掌握患者的心理状态,及时消除患者的思想顾虑,化解护理过程中产生的矛盾和误解。沟通有利于护理方案的有效落实,可促进护理工作质量的提高。

(三)个人职业发展需要沟通能力

沟通能力是一个人生存与发展的基本能力之一,是决定一个人事业成功与否的必备条件。目前,越来越多的人认识到人际沟通能力在个人发展中的重要作用,护理工作同样如此。护理人员只有具备良好的沟通能力,才能与患者、患者家属、其他医务人员进行有效沟通,通过良好沟通建立融洽的人际关系,在良好的人际关系氛围内正确地认识自己、提升自己、创造更多机会发展自己,体现人生价值,实现人生目标。

四、护理人际沟通能力的培养

护理人际沟通能力是护理人员从事护理工作必备的基本能力,属于岗位专项能力,需要护理职业情感、专业知识与技能的支持。

(一)提升专业认知,建立职业情感

护理专业的工作性质和专业特点决定了护士工作的严谨性和辛劳性,护理服

重点:护理人际沟通能力的培养;提升专业认知,建立职业情感;提高人际沟通能力重要性的认识;强化人际沟通能力训练。

务对象的生物属性和社会属性决定了护士工作的复杂性,严格的操作标准决定了护理工作的规范性。及早了解护理专业,了解护理岗位的工作性质和工作要求,对提升专业认识,理解"照顾、帮助、人道"护理核心内涵,建立职业情感具有深远意义。

(二)提高人际沟通能力重要性的认识

人际沟通能力是从事护理工作的基本要求,是护士必备的基本能力之一,是在新的医学模式下提高护理工作质量的基本保证。随着医学模式和护理模式的转变,护理学科的定位已从纯医学范畴转变到自然科学与社会科学相结合的领域,护理学工作内容、工作范畴的转变和拓展,需要丰富的沟通知识。提高护理工作者对人际沟通能力重要性的认识,是培养护士沟通能力的起点,是提高护士人文素质的有效方法。

(三)强化人际沟通能力训练

人际沟通能力属于后天能力,它的形成与提高来源于后天的学习与训练。因此,应根据沟通的基本原则,结合护理工作实际应用,创设必要的情境,在学习人际沟通基本知识的同时,加强对人际沟通能力的训练。通过训练,达到知行统一,理论联系实际,有效提高护理人员的人际沟通能力。

五、护理人际沟通的发展趋势

随着社会的进步和信息的发展,沟通与交流在工作、生活中越来越体现出其重要作用。护理人际沟通也悄然发生着变化,呈现出其特有的发展趋势变化。

(一)法制化趋势

随着法律制度的日渐完善,人们的法律观念不断增强,利用法律维护自身权益的能力逐渐提高,这是社会进步的体现。护理工作者应该紧跟时代发展步伐,增强法律意识,学习相关法律法规,强化责任意识,依法工作,自觉维护患者和自身的权益。

(二)网络化趋势

网络时代的到来使信息传播更迅捷,而且不受时空限制,网络丰富了护理人际沟通的手段。

(三)国际化趋势

经济发展的全球化使国际交往不断增加,护士面对来自不同国家、不同民族患者的机会越来越多,促使护理人员加强跨文化沟通方法与技巧学习,培养适应国际化需求的沟通能力。

(四)个性化趋势

教育观念的更新使受教育者的发展更加个性化。面对更多个性化的社会成员,护理人员的沟通方法只有更加灵活多样才能满足未来工作的需要。

知识链接

"有时,去治愈;常常,去帮助;总是,去安慰。"这是特鲁多的名言。这句名言被镌刻在美国纽约东北部的撒拉纳克湖畔,成为医生们所遵从的行医道德准则。生物-心理-社会医学模式要求医护工作者认识到,患者不仅仅是一个生物体,医疗不仅仅需要仪器、药物和手术刀,充分的人文关怀与精湛的诊疗技术在临床实践中相辅相成,缺一不可。

学习检测

一、名词解释

1.沟通

2.人际沟通

3.护理人际沟通

二、填空题

1.沟通的根本目的是_____。

2.人际沟通的主体是_____,核心是_____,保证是_____,关键是_____。

3._____是人际沟通的首要原则。

4.人际沟通一般分四个层次的空间距离,分别是_____、_____、_____、_____。

5.影响人际沟通的个人因素有生理、心理、性格和_____、_____。

6.有效沟通的行为策略包括_____、_____、_____、_____。

7.护理人际沟通的培养方法有_____、_____、_____。

三、选择题

1.下列哪些不属于人际沟通的构成要素?(   )

A.沟通环境　　　　　　B.信息发出者　　　　　　C.信息

D.传播途径　　　　　　E.信息清晰度

2.人际沟通的基本原则不包括(   )。

A.相容原则　　B.信用原则　　C.理解原则　　D.真诚原则　　E.宽容原则

3.护士小张收集患者入院评估资料,评估在病室内进行,病室内其他患者的床旁监护仪不时发出声响。出于好奇,每当仪器发出声响时,患者都会转头仔细地观察,以致影响沟通。影响护患沟通的环境因素是(   )。

A.心理　　　B.认知　　　C.态度　　　D.噪音　　　E.性格

4.影响人际沟通的个人因素是（　　）。

A.噪音　　　　B.语言　　　　C.舒适度　　　　D.距离　　　　E.地点

5.人际沟通课程与护理工作的关系不包括（　　）。

A.有利于建立良好的护患关系　　　　　　B.有利于促进护患心理健康

C.有利于创造良好的工作环境　　　　　　D.有利于适应新型医学模式

E.有利于提高护理人员收入

四、简答题

1.简述对人际沟通的理解。

2.人际沟通课程与护理工作的关系如何？

（廖雪梅）

第二章 人际沟通的基本理论

 学习目标 ......

知识目标：
1. 解释：人际关系、人际吸引、需要、动机。
2. 简述人际关系的特点、人际吸引过程、人际吸引规律。
3. 掌握建立良好人际关系的策略。

能力目标：
1. 能够通过案例分析人际交往的技巧。
2. 运用人际吸引理论，建立良好人际关系。

素质目标：
1. 养成建立良好人际关系的素质。
2. 养成应用人际吸引理论，树立良好职业形象的意识。

第一节　人际关系概述

 案例及实践活动

案例 2-1-1　郑护士长为人热情，关心同事，为缓解护士们的工作压力，工作之余经常请科室护士吃饭。一天，她想让护士小陈帮忙通知其他人晚上一起吃饭。这时，她听到隔壁有人在聊天，原来是下夜班的小陈和其他科室护士小李在里面。小李对小陈说："你们护士长对你们真好，我见她经常请你们吃饭。""得了吧。"小陈不屑地说，"她这是笼络人心，就这么点儿本事，遇到我们真正需要她关心、帮助的事情，她没一件办成的。你就拿上次医院培训的事来说，谁都知道如果能参加这个培训班，工作能力肯定会有很大提高。我们几个人都特别想去，可护士长却一点儿都没察觉到，更别提为我们积极争取了，结果让你们科室的人抢走了进修名额。你说，这叫真正关心我们吗？这件事我们对护士长可有意见了，大家都不太愿意跟她一起去吃饭了。""是这样呀，你们有了解这件事的具体情况吗？""没有。""我看你们护士长不像这样的人，有时间最好详细了解一下事情的具体情况，避免产生误会。好了，别生气了。"小李说，"走，吃饭去。"郑护士长听后，满腹委屈地回到了自己办公室，陷入了沉思。

实践活动：1. 小组讨论：根据案例叙述人际关系的特点有哪些。

2. 角色扮演：如果你是郑护士长，如何与小陈继续发展良好的人际关系？

NOTE

案例2-1-2 消化科一病房内,患者张大爷正躺在病床上,这时责任护士小马走进病房。

护士:张大爷,明天上午给您安排了胃镜检查,您早上别吃东西。

患者:小马护士,胃镜检查是不是很难受? 我心里有点儿紧张。

护士:有什么紧张的,别想太多了,好好休息,明天我陪您一块去。(说完,护士小马转身走出了病房)

患者:(生气地嘟嘟囔囔)说得轻巧,紧张什么,你不做胃镜当然不紧张。(这时,科护士长走进病房)

护士长:张大爷,您自言自语说什么呢?

患者:护士长,您好,刚才小马护士通知我明天上午做胃镜检查,我心里有点儿紧张。我都这把年纪了还怕做检查,让你笑话了!

护士长:(面带微笑)怎么会笑话呢,我能理解您的担心。每一个患者做胃镜检查前都会有些紧张。您能告诉我您最担心的是什么吗,大爷?

患者:我很担心自己因难受而不能配合好,还担心胃镜管插入后会引起出血,不知道明天是哪位医生给我做?

护士长:您的担心可以理解,不过您尽可以放心,现在的胃镜管很细,给您做检查的医生技术又很熟练,不会让您很难受的,更不会引起出血。每天都有几十位患者来做检查,没有一位患者发生过出血的情况,而且明天主任亲自给您做。

患者:那太好了,这下我可以放心地睡个好觉了,谢谢您!

护士长:不用谢,应该的,您有什么问题可以随时问我们! 感谢您对我们的信任!

实践活动:1. 小组讨论:根据马斯洛"需求层次论"解读"这下我可以放心地睡个好觉了"是张大爷哪个层面的需要得到满足后的结果?

2. 案例分析:患者为什么会对护士小马有意见?

3. 每个同学列举出1～2件需求没有得到满足时的心理感受。

 学习支撑

一、人际关系的含义

人际关系是指人们在社会生活、工作、学习中,通过相互认知、情感互动和交往行为所形成和发展起来的关系。人与人的交往关系包括亲属关系、朋友关系、学友(同学)关系、师生关系、同事关系及领导与被领导关系等。

人际关系是人与人在相互交往过程中所形成的心理关系,通常由三个相互联系的成分构成,即认知成分、情感成分和行为成分。

(一)认知成分

认知成分是通过知觉、表象、想象、思维、注意和记忆等由浅入深、由表及里的认识而实现的人与人之间的相互感知和理解,是人际关系建立的前提条件。如知道对方的来历,认识对方的能力,理解对方的性格、爱好以及为人处世的方式等,就容易建立良好的人际关系。如果没有对对方的基本认知,是很难建立并发展良好的人际关系的。因此,认知成分在人际关系中是首要的基本心理成分。

（二）情感成分

情感成分是人与人之间交往联系的纽带,是评价和判断人际关系的主要指标,是人际关系的主要调节因素。它包括情绪状态是积极的还是消极的、各种状态之间是否有冲突（个人内部的或人与人之间的）、情绪的敏感性和对他人或对自己的成功感的评价态度等。人际关系总是以彼此满意或不满意、喜欢或不喜欢等情感因素为特征的,它决定人际关系的亲密或疏远。如果双方喜欢对方的个性、欣赏对方的才能、满意对方的表现,就会使得双方在心理上的距离逐渐缩短。因而情感成分是人际关系最重要的特点。

（三）行为成分

行为成分主要包括各种活动、举止表情、手势及言语,它是心理活动的外在表现。在人际关系中,不论认知成分还是情感都要通过行为表现出来,这些外在的言语、举止、表情、风度等是建立和发展人际关系的重要手段。

上述三个成分相互联系并且相互制约,共同组成了人际关系的统一整体。建立和发展人际关系符合人的心理需求,在人的需要层次结构中,交往与归属的需要是重要的组成部分。心理实验表明,如果将一个人与他人的交往完全中断,那将是致命的。通过建立和发展良好的人际关系,在社会交往中通过社会比较使自我价值感得到肯定,让人得到自信、自尊和自我稳定感。同时,与人交往是获得安全感的最为有效的途径。这种安全感包括身体上的安全感和心理上的安全感,在遇到危险的时候,与别人在一起,可以减少恐惧、得到帮助、化解危险。同时,建立和维持良好的人际关系,能使社会和各种组织的生命力增加,最终提高劳动生产率,促进社会生产力的发展。形成一个良好的人际关系环境,对于人们的生活和工作产生积极的影响。

二、人际关系的特点

（一）心理性

人际关系是人与人之间的心理上的距离状态,是比行为更为深层的东西,而这种心理距离状态由社会需要满足程度所决定。人际关系好坏一般用心理距离来衡量。人际关系反映个体或团体寻求社会需要满足的心理状态,其变化及发展决定于人际互动的双方需要的满足程度。如果双方在交往过程中都获得了各自社会需要的满足,互相之间才能发生并保持友好或亲近的心理关系;反之,会产生人际关系的疏远,甚至会形成敌对关系。

（二）互动性

人属于社会产物,每个人不能也不可能离开社会单独生活,人要生存必然与自然、社会产生联系。社会交往是个体与个体、个体与群体之间相互作用、相互影响

重点:人际关系的特点包括心理性、互动性、多面性、渐进性、复杂性、明确性。

的过程，而在这个过程中，会产生各种各样的人际关系，这种关系反映了双方的交往的过程、形式及心理感受。可以说人际关系是人们在精神及物质交往过程中发生、发展和建立起来的人与人之间的关系，表现为人与人之间思想及行为的互动过程。

人际关系的互动性主要表现在个人性、情感性两个方面。

1. 个人性　个人性是人际关系与社会关系本质区别之所在。人际关系的本质表现在具体个人交往的互动过程中。在人际关系中，同事之间、教师与学生、领导与下级等社会角色的因素则退居次要地位，而对方是否属于自己所喜欢或乐意接受的对象成了重要的问题。

2. 情感性　情感性是人际关系的另一个特征。这种情感性表现为人们互相吸引的联合情感及互相排斥或反对的分离情感。人们在心理上的距离趋近，个体会感到心情舒畅，如若有矛盾和冲突，则会感到孤立和抑郁。不同的人际关系会引起不同的情感体验。

（三）多面性

一方面，由于社会生活受多方面因素的影响，人在社会中，同时扮演着多重角色，人的思维、情感及需要也具有多面性、多层次特点。例如，在整体护理模式下，护士在提供护理服务时，是患者的照顾者；在对患者健康问题进行诊断时，是决策者。另一方面，每个人的文化背景、生活经历、知识结构、个性特点以及兴趣爱好都不相同，必然会表现出个性心理及行为上的多面性。这就需要和更多的人建立并发展良好的人际关系，满足个体的需求。

（四）渐进性

奥尔特曼和泰勒认为，良好人际关系的建立与发展一般要经过四个阶段，即定向阶段、情感探索阶段、情感交流阶段、稳定交往阶段。如果人们之间的关系没有按照预期的目的发展，就会引起一个或多个当事人惊恐不安，从而阻碍人际关系。如护理人员在初次和患者接触时，缺乏一定的信任，若在这个时候就问及患者隐私的话题，可能会引起患者不安和反感。只有双方在人际关系安全感已经得到确立时，谈话才可以深入地发展。因此，在人际交往过程中，不能急于求成，否则将违背人际交往规律，导致事倍功半，欲速则不达。

（五）复杂性

人具有自然属性和社会属性，复杂的生理、心理和社会因素导致了人的复杂性。因此，人际关系复杂性的内因是人的内在性，外因则是社会的多变性。这使得有两个以上的人所组成的人际关系将更加复杂，特别是人际关系还具有高度个性化和以心理活动为基础的特点。人际关系的复杂性还表现在交往动机、交往方式、交往心理等多个方面。一般对人际关系投入的思考越多，相互之间关系的内涵就越丰富，人际关系也就越复杂。

（六）明确性

人际关系的建立具有明确的目的性。从情感来看，人一出生就会自然构成母子、父子等血缘关系,到了婚嫁年龄就形成恋爱关系、夫妻关系,这是人对情感需求的明确性。从理智来看,社会人要实现自我利益最大化,人际关系的确立和经营更如一场投资。如果互相之间的关系不明确,就无法建立和发展健康的人际关系。

三、人际交往的需要

(一)需要的含义

心理学家把促成人们各种行为的欲望称为需要。需要是有机体内部的一种平衡状态,表现为有机体对内、外环境条件的欲求。人生活在社会上,要维持和发展自己的生命,需要一定的客观条件来保证,没有这些条件就不能生存,也不能延续和发展。

(二)需要的种类

1. 自然需要和社会需要　从需要产生的角度,可以把需要分为自然需要和社会需要。自然需要是由生理的不平衡引起的需要,它与有机体的生命和种类的延续有密切的关系,如饮食、休息、求偶等需要。因此,自然需要又叫生理需要或生物需要。社会需要是反映社会要求而产生的需要,如求知、交往等需要,是人所特有的,通过学习得来的,所以又叫获得性需要。

2. 物质需要和精神需要　从满足需要的对象角度,可把需要分为物质需要和精神需要。物质需要是对社会物质产品的需要,精神需要是对各种社会精神产品的需要。

美国心理学家马斯洛 1943 年的著作《调动人的积极性的理论》中首次提出了"需要层次论",将人的需要划分为五个层次:第一层次是生理需要,这是人类维持自身生存的最基本要求,如对呼吸、水、食物等的需要;第二层次是安全需要,比如对人身、健康、财产等的需要;第三层次是社交需要,如对友情、爱情的需要;第四层次是尊重需要,比如自我尊重,对信心、成就的需要;第五层次是自我实现需要,如道德、创造力、自觉性、公正度、问题解决能力等。

马斯洛认为,五种需要像阶梯一样从低到高,按层次逐级递升。一般来说,某一层次的需要相对满足了,就会向高一层次发展,五种需要可以分为两级,其中生理上的需要、安全上的需要和感情上的需要都属于低一级的需要,这些需要通过外部条件就可以满足;而尊重的需要和自我实现的需要是高级需要,它们是通过内部因素才能满足的,而且一个人对尊重和自我实现的需要是无止境的。

四、人际交往的动机

(一)动机的含义

动机是激发个体朝着一定目标活动,并维持这种活动的一种内在的心理活动或内部动力。动机具有激活、指向、维持和调整功能。动机是个体能动性的一个主要方面,它具有发动行为的作用,能推动个体产生某种活动,使个体从静止状态转向活动状态。同时它还能将行为指向一定的对象或目标。当个体活动由于动机激

重点:马斯洛的需要层次包含生理需要、安全需要、社交需要、尊重需要、自我实现需要。

发而产生后,能否坚持活动同样受到动机的调节和支配。

动机是由需要与诱因共同组成的。动机的强度或力量既取决于需要的性质,也取决于诱因力量的大小。例如:一个非常饥渴的人,将会克服重重困难去寻找食物和水源,而一个酒足饭饱的人,决不会为寻找食物而四处奔波;一个满足于现状的人,也不可能去迎接新的挑战,勇于攀登新的高峰,也不可能产生较高的动机水平。由此可知,动机是在一定条件下的表现形式。实验表明,诱因引起的动机的力量依赖于个体达到目标的距离。一个有理想、有抱负的人,他的动机不仅支配行为指向近期的目标,而且能指向远期的目标。因此,空间上邻近的目标不一定具有最大的激发作用。

(二)动机的种类

1. 生理性动机和社会性动机　根据动机的性质,动机分为生理性动机和社会性动机。生理性动机包括饥饿、渴、性、睡眠。社会性动机包括兴趣、成就动机、权力动机、交往动机。如人在一定的社会、文化背景中成长和生活,通过各种各样的经验,懂得各种各样的需要,于是就产生了各种各样的动机。如随着商品经济的发展,人们在经商过程中,需要各种各样的商品信息和市场信息,于是产生了与人交往的动机,通过与人交往,及时了解行情,避免由于判断失误而带来经济损失。成就动机和交往动机被认为是两种主要的社会性动机。

2. 原始性动机和习得性动机　根据学习在动机形成和发展中的作用分为原始性动机和习得性动机。

3. 有意识动机和无意识动机　根据动机的意识水平分为有意识动机和无意识动机。

4. 外在性动机和内在性动机　根据动机的来源分为外在性动机和内在性动机。

由此可见,人的需要是多种多样的,为了满足各种需要必然会产生不同的动机,在动机的驱使下,产生多种人际交往活动。

知识链接

患者最关心的十大问题

1. 关心自己的疾病,希望更多地了解疾病的相关知识。

2. 关心主任的查房时间。

3. 关心费用问题。

4. 关心检查、治疗的痛苦程度。

5. 关心检查化验结果。

6. 关心同病房病友患病情况,是否会传染。

7. 关心使用的药物及药物的作用和副作用。

8. 关心日后的生活质量。

9. 关心饮食对疾病的影响。

10. 手术患者最关心手术当天的时间安排。

第二节 人际吸引理论

案例及实践活动

案例 2-2-1 美国社会心理学家柯莱于 1950 年用现场实验法进行调查。他以经济学系的大学生为被试对象,宣布经济学教授因事请假,由一位研究生代课,同时给每位被试者发了一份关于该研究生的资料,并要求课后对该研究生进行描述。所发资料有两种,一种是该研究生本校经济学毕业,曾有一年半的教学经验,现年 26 岁,服过兵役,已婚,认识他的人都说他是一个热忱、勤奋、敏锐、实际而又果断的人。另一种资料只是把"热忱"二字换成"冷淡",其他文字完全一样。

调查结果表明:凡是看过前一种资料的大学生,答卷上多选用"体谅人""不拘小节""富有幽默感""好脾气"等字眼,而且在课堂上也愿意主动参加问题讨论,与其积极合作;而看到后一种资料的大学生,所作的回答与前面的结果差别很大,多选用带贬义的词汇。

戴恩等亦做过实验,给被试者呈现外表美、丑、一般三种不同形象的照片,然后要求被试者评定几项与其外表无关的特征,如职业地位、做父母资格、社会职业、快乐程度等。结果,美的得分最高,一般的得分居中,丑的得分最低。

实践活动:1.小组讨论:对同一个人的调查为什么会呈现不同的结果?主要原因是什么?

2.分组讨论:为什么外貌能影响人际吸引力?

3.举例分析:根据自己的经历,列举三个你很熟悉且你认为很有吸引力的人,分析他们是否有共同点?这些对自己有什么启示?

案例 2-2-2 张某,女,65 岁,因便血由家属陪伴入院。护士小张热情地接待了患者。"阿姨,您好,我姓张,您就叫我小张好了。我是您的责任护士,您有什么事可以随时告诉我。"小张搀扶老人来到病房,详细进行了入院介绍。老人听着小张详细的介绍,上下打量着小张。小张端庄的仪表、文雅的举止、得体的语言深深地吸引了老人。老人紧皱的双眉终于展开了,不停地说:"没想到大医院的护士素质这么高,我可是选对医院了,真好,谢谢你。"在和患者的沟通中,小张了解到患者来自农村,便血 3 个多月才告诉家人,主要是担心家里的经济状况。小张和家属一起做通了老人的心理工作,老人表示保证在治疗期间配合医护人员的工作,安心养病,早日治愈出院,减轻孩子们的负担。小张暗自高兴,自己觉得颇有成就感。

实践活动:1.角色扮演:活动后扮演患者的学生与同学们分享活动中的心理感受。简述人际吸引的过程有哪些?

2.小组讨论:试用人际吸引规律分析患者认可小张的原因。

3.小组讨论:作为准护士,如何应用建立良好人际关系的策略,在创建护患关系中发挥主体作用?

 学习支撑

一、人际吸引的含义

人际吸引是个体与他人在交往过程中产生的情感上相互亲密的心理倾向,是人际关系中的一种肯定形式。按吸引的程度,人际吸引可分为亲和、喜欢和爱情。亲和是较低层次的人际吸引,喜欢是中等程度的人际吸引,爱情是最强烈的人际吸引形式。

在社会交往中,人们不仅相互感觉、相互认识,而且也形成一定的情感联系,这种情感联系集中表现在人际吸引上。人际吸引是在合群需要的基础上发展起来的。合群仅指愿意与他人在一起的倾向,并不涉及是否喜欢他人,更不涉及对他人品质的评价积极与否,但合群是吸引的基础。

二、人际吸引的过程

人际吸引的过程一般可以分为注意、认同、接纳、外化四个阶段。

(一)注意

注意是心理活动对某种事物的指向和集中,通常是由初次见面中的某一信号、某一句话、某一件事引起的,实际上是交往主体根据自己的需要、兴趣和价值观对交往的选择,对某一交往对象喜欢、感兴趣的表示。在此阶段前,注意双方彼此陌生,互不相识,甚至彼此均未注意到对方的存在。注意不是一个独立的心理过程,而是伴随心理过程并在其中起指向与集中作用的心理状态,包括对象的注意、选择、准备等心理活动。我们不可能与社会中的每一个人都建立起良好的人际关系,因此,只有那些引起我们注意的、感兴趣的,才会成为我们交往的对象。

(二)认同

认同是通过知觉、想象、思维、记忆等认识活动接纳和内化交往对象的行为及表现,并给予交往对象正面的评价。当我们专注于某一交往对象并对之产生好感时,就会主动接近他,加倍关心有关他的信息,于是通过信息的传递增加了对他的认同。在此阶段里,人与人之间的心理距离逐渐缩短,随着感情的加深,双方可以交流的信息也越来越广泛,同时,暴露的程度也会越来越多。

(三)接纳

接纳是通过喜欢、亲切、同情、热心等形式表现出来的,接纳最主要的是情感的接纳。凡是能驱动人们之间接近、合作、联系的情感,都称之为结合性情感。结合性情感越强,彼此之间就越接纳、越互相吸引。在这一阶段,交往双方超出一般交往的范围,人们会相互提供更加真实的、评价性的反馈信息,提出建议,彼此更加真诚地对待对方。

重点:人际吸引的过程包括注意、认同、接纳、外化。

NOTE

（四）外化

外化是交往的实际行为，它是注意、认同、接纳的必然结果。交往初期，双方尽力约束自己，并努力通过行动显示自己的诚意，证明自己愿意与对方真诚相处。随着交往水平的提高，双方的关系就会发展到心理上相互依赖的高级阶段，相互的吸引力进一步增强。

三、人际吸引的规律

在人际交往过程中，不同的个体是如何相互选择、相互吸引的呢？明确这个问题，对于护理工作人员提高工作效率，提升人际吸引力和交往能力，建立良好护患关系有积极的作用。根据心理学家的研究和人际交往的经验，可将人际吸引规律概括为接近吸引律、互惠吸引律、对等吸引律、诱发吸引律、互补吸引律和光环吸引律。

（一）接近吸引律

接近吸引律是指交往的双方存在着诸多的接近点，这些接近点能够缩小相互之间的时空距离和心理距离，因此彼此之间容易相互吸引，并继而成为知己。心理学家认为如果交往双方或多方有某种一致性，并都能意识到这一点，则容易相互吸引，产生亲密感。一致性包括的范围很广，如年龄、性别、籍贯、职业、资历、社会地位、经济地位、文化程度、专业、兴趣、爱好、态度等等。

1. 时空接近 人们生活的空间距离越小，则双方越容易接近，彼此之间越容易相互吸引。俗话说"远亲不如近邻""近水楼台先得月"，实际上都说明了时空上的接近是友谊形成的重要因素。美国心理学家费斯廷格做了一个调查，关于一个独立二层楼的居民的友谊状况，研究他们之间的吸引力与彼此居住距离的关系。调查问题是"在该区域的社交活动中，你最亲近的是哪三个人？"结果发现，相互沟通的多少与彼此居住距离的远近有关，41%的人选择了隔壁的邻居，22%的人选择了隔一个门的邻居。弗雷德曼1969年发现，对密切人际关系感兴趣的人一般倾向于结构小些、更封闭一些的空间，认为这样才可以建立起必要的邻近性。但是，现代化交通、通讯技术的发展，使人际空间距离拉近，因此，邻近性吸引的形式将会发生一些变化。另外时间上的接近，如同龄、同期毕业等，也易在感情上相互接近，产生相互吸引。

2. 兴趣、态度接近 在人际交往中，如果双方志趣相投、性格特点相似、态度观点一致或价值取向相同，就容易相互吸引，结成知己。费斯廷格"社会比较理论"解释为人人都具有自我评价的倾向，而他人的认同是支持自己评价的有力依据，具有很高的酬偿和强化力量，因而产生很强的吸引力。我们平时说的"英雄所见略同""酒逢知己千杯少""情投意合""惺惺相惜"等都说明了相似的人易结交成友。

3. 职业、背景接近 职业、社会经历接近的人，容易找到共同的语言，缩短相互之间的距离，进而相互吸引。"同是天涯沦落人，相逢何必曾相识"就是这层意思。如患者刚住进医院，对医院的环境、人都很陌生，缺乏安全感，一旦与病友熟识后，安全感缺失就会逐渐得到缓解。这是因为随着时间延长以及同种疾病,使他们拥有共同经历。所以,在与他人交往时,要多谈些双方感兴趣的话题才可以产生共鸣、促进交往。

（二）互补吸引律

互补吸引律是当交往双方的需要和满足的途径正好成为互补关系时,就会产生强烈的互补吸引力。如果一方能满足另一方的某种需要或弥补某种短处,那么两者之间就会产生吸引力。互相补偿的范围包括知识互补、能力互补、性格互补、情感互补、资源互补、信息互补等。

互补吸引律与接近吸引律并不矛盾,它们在不同的场合和领域发挥作用。一般来说,在人际关系建立的最初阶段和较低水平时,人们更注重相似性。而互补吸引律在地位不等、角色不同的上下级关系和家庭关系中体现得最突出。例如,在官僚式上下级关系中,上级一般赏识的是能在大的方面听从他的指挥,而在小的方面又能善于发挥、切实起到助手作用的下级。在传统的夫妻关系中,主动支配型的男性与被动顺从型的女性能够"夫唱妇随",幸福和睦。互补之所以会彼此吸引,是因为人们都有追求自我完善的倾向,当这种追求个人无法实现时,便会设法从他人身上获得补偿,以达到个人需要的满足。

（三）光环吸引律

光环吸引律指一个人在能力、特长、品质等某些方面比较突出,或社会知名度较高,于是这些积极的特征就像光环一样使人产生晕轮效应,使人感到他一切品质特点都富有魅力,从而愿意与他接近交往。晕轮效应也可以称为以点概面,人们在观察某个人时,往往从这个人的某种特征或品质出发,对他作出总体判断,这种特征或品质起到了一种类似晕轮的作用,掩盖了这个人的其他特征和品质。光环吸引律最主要体现在能力、成就和品格等方面。

1. 能力吸引 人们一般都愿意和聪明能干的人交朋友,而讨厌愚蠢无知的人。这是因为人人都有一种寻求补偿、追求自我完善的欲望。才能对人际吸引更具魅力,有实力才有魅力。人们在与聪明能干的人交往时,能从中学到很多东西,在某些问题上能得到帮助。人们与有才能的人在一起,可以降低犯错误的机会,从而增加安全感。当然也不是人越聪明越能干,就越招人喜欢。研究表明一个极其聪明能干的人,会使他人产生屈尊感,从而敬而远之,降低了吸引力。

2. 性格、品质吸引 一个热情开朗、不拘小节的人更容易交朋友。同样一个人品质端庄、待人真诚、热情,就会使人产生钦佩感、敬重感和亲切感,从而产生人际吸引力。帕里等人曾就友谊问题访问了40000多人,结果表明吸引朋友的良好品质有信任、忠诚、热情、支持、帮助、幽默感、宽容等11种品质,其中"忠诚"是友谊的灵魂和核心,"热情"也是吸引他人的核心品质,对人际印象的形成产生强烈的影响。如在形容某人的七个形容词中有"冷淡"一词,那么只有约10%的人相信这个人是宽宏大量的或风趣的。如果用"热情"代替"冷淡"的话,那么就有90%的人将他描绘成是宽宏大量的,75%的人将其描绘成是风趣的。由此可见,"热情"可以产生很强的晕轮效应,从而增强个体的吸引力。

(四)诱发吸引律

诱发吸引律是由环境中的某一因素而引发的吸引力。在人际交往的过程中,如果人们受到某种诱因的刺激,而这种刺激正投其所好,就会引起对对方的注意和交往兴趣,从而相互吸引。诱发的因素和形式大致有自然诱发、蓄意诱发、情感诱发等。

1. 自然诱发 自然诱发是指由人的外貌、气质、风度等自然因素而诱发的吸引力。在初次交往时,一个人如五官清秀、举止从容、风度优雅大方、衣着整洁得体,就会对他人产生很强的吸引力。这种第一印象的吸引力促使人们进一步接触,从而结成良好关系。

2. 蓄意诱发 蓄意诱发是指有意识地设置某些刺激因素,以引起对方的注意和兴趣,从而产生吸引力。如出席某种宴会,可以通过得体适宜的打扮、妙语惊人的谈吐、风趣幽默的故事等增强自己的吸引力。明星、名人等公众人物为了提高自己的形象,常常对自己的衣着特别关注,以此吸引大众的目光。蓄意诱发有助于增进人际交往。但是,蓄意设置诱发因素应注意:①投入要适度,诱发因素过量或不足都可能适得其反,产生不良后果。②应掌握对方的需要和兴趣,使诱因刺激能够吸引对方的注意,投其所好。③应含蓄自然,无矫作之感。

3. 情感诱发 情感诱发是通过真诚的关怀、帮助、信任、容忍等因素激发对方的情感,缩小双方的心理距离,从而相互吸引。真诚是古今中外人们共同赞美的美德。真诚的心与情,往往以好感和赞赏为基础,所以它能激发出磁石般的吸引力。

(五)互惠吸引律

如果交往的双方能够给对方带来收益,就能增加相互间的吸引。个人对他人的喜欢程度是在与他人交往的过程中产生的,他人在为自己带来利益的同时,个人会根据这些利益评估自己所偿付的代价。这种收益包括知识的、生理的、心理的(喜欢、尊重、信任、赞扬、认可)、政治的(权力、地位)等需要的满足。假如个体从与他人的互动中所获得的利益大于所付出的代价,便会对他人产生喜欢倾向;反之,他人对个体则缺乏吸引力。互惠吸引律表现在人的一切交往活动中,其最主要的表现形式有以下几种。

1. 感情互慰 感情互慰是指交往的双方给他人带来愉快的感情体验,从而增加相互的吸引。如相互奉献、真诚善意的微笑可以使人获得积极的情感体验,能在家庭中产生快乐的气氛,能在生意场上缓和紧张的气氛,能在朋友间酝酿出和谐的气氛。相反的,在交往中,如果一方真情实意,另一方却怀有戒心、城府很深,则使对方产生失信之感,而造成心理隔阂。

2. 人格互尊 相互尊重是一种哲学态度,在古今中外历史上有着深远影响。人的心理活动有一个重要特征,就是需要别人的尊重。"己所不欲、勿施于人""推己及人"都是这个道理。西方有一句名言:你希望别人怎么样对待你,那你就怎么样对待别人吧!

3.目标互促 人们之间的交往如果有助于双方有关目标的实现,则双方的吸引力就会增强。如通过行为接触和思想交流,彼此能感到受益匪浅。人际交往是整个社会运动的一种机制,志趣相投的人成为朋友、同事,两情相悦者成为恋人、夫妻,凭借社会整合群体更容易达成目标。

4.困境互助 锦上添花固然是好,雪中送炭更弥足珍贵。俗话说,"患难识知己,逆境见真情"。当一个人遇到坎坷、碰到困难、遭到失败时,往往对人情世态最为敏感,最需要友谊和帮助。如果对朋友的困难冷漠麻木、小气吝啬,或者怕引起非议、麻烦,就必然使对方产生失望之感、怨恨之情而中止交往。

5.过失互谅 互谅是一种相互理解。每个人都有使他人受到伤害的时候,可能是小伤害,也有可能是很大的伤害。宽容别人的同时,自己也就把怨恨或嫉恨从心中排除,这样才会怀着平和与喜悦的心情看待任何人和任何事。"紫罗兰把香气留在那踩扁它的脚踝上,这就是宽恕。"拥有一颗宽容的心,能减少焦虑和压力,拥有更好的人际关系和更强的幸福感,还可以给自己和对方都带来重生的机会。

总之,互惠行为既有功利的、经济的和现实的作用,也有精神的、心理的和超现实的意义。所以,在人际生活交流中,每个人都难免有付出与获得的比较标准。一般说来,功利的互惠较为现实,但不能长久;而心理的互惠较能满足人的基本需求,能持续长久。因此,如能把感激的心情准确地传达给对方,对方也将会为你做更多的事。

（六）对等吸引律

人们有一种心理倾向,即喜欢那些喜欢自己的人,被喜欢者对喜欢者的评价与喜欢者对被喜欢者的评价是对等的,这就是对等吸引规律的表现。对等吸引规律除了评价态度外,还表现在自我暴露的对等和尊重相容的对等上。这与古人所说的"敬人者,人恒敬之""爱人者,人恒爱之"有异曲同工之妙。心理学家发现,喜欢的对等吸引律是按照得失原则变化发展的。得失原则,用一句话概括就是我们最喜欢那些对自己的喜欢显得不断增加的人,最讨厌对自己的喜欢显得不断减少的人。也就是说,同一个始终对自己报以肯定态度的人相比,人们更喜欢那些开始对自己予以否定性评价,以后转变为肯定性评价的人;同一个始终对自己抱以否定态度的人相比,人们更讨厌那些开始对自己予以肯定性评价,以后转变为否定性评价的人。前者由否定性评价向肯定性评价转变,谓之"得";后者由肯定性评价向否定性评价转变,谓之"失",故称得失原则。根据这个规律,我们在人际交往中,一要注意对方的心理承受力,使关系建立在充分了解、认识的基础上;二是良好关系一旦建立,就要用热情去浇灌、真诚去培育、谅解去护理;三是人与人之间的关系,要留有渐进发展的余地。

四、建立良好人际关系的策略

（一）加强印象管理

在与人交往的过程中,存在第一印象以及后来的印象。初次见面,我们会根据

NOTE

重点:建立良好
人际关系的策
略有加强印象
管理,培养人际
交往素质,提供
帮助、解决实际
问题,改变看
法、肯定对方,
掌握必要的技
巧。

对方的表情、体态、仪表、谈话、礼节等,形成对方给自己的第一印象,这是一种直观的感觉。我们往往凭借初次见面时,对对方是否有好感,作为能否进一步深交下去的标准。印象好的就交往,印象不好的就不屑交往,第一印象影响今后交往的质量和结果。随着时间的推移,最近获得的信息可能比最初获得的信息影响力强。比如某人平时表现很好,可一旦做了一件不可原谅的错事,就容易给别人留下很深的负面印象。印象管理告诉我们,做人做事都应该善始善终。

（二）培养人际交往素质

人的素质包含生理素质、思想道德素质、心理素质、文化素质及专业素质。其中,思想道德素质是人际交往的基础。在现代社会中,如果一个人只具有知识素质、技能素质以及专业素质,不具备良好的思想道德素质,是没有人愿意和敢于与其交往的。从古至今,无论是评价人还是选用人,都把"德"放在很重要的位置上。良好的生理素质包括健美的形体、健康的体魄、机敏的反应、正常的思维,它不仅可以给人以美感,而且是人际吸引的重要因素。文化素质贯穿于整个交往过程中,任何形式的交往都离不开文化知识,一个人的交际水平总是体现在文化上。心理素质虽然比较抽象,但是它是客观存在的,并深深地影响人的成长和发展,心理素质的高低影响人际交往的层次、方式方法和水平。在护理实践中,专业素质无处不在,如在收集资料、护理诊断、护理评价、健康教育、问题解答、操作解释、入院护理、出院跟踪等上都体现着专业素质,也直接影响着交往效果。

（三）提供帮助、解决实际问题

以护患关系为例,护士与患者之间、护士与患者家属之间、护士与护士之间、护士与医生之间等的矛盾基本来源于角色模糊、沟通不畅,所以要化解矛盾、建立和谐的人际关系需要真正解决实际问题。热情的态度、耐心地解答、虚心听取别人的意见是解决问题的前提。由于疾病的影响,患者及家属的生活秩序、经济情况发生了变化,给家庭带来一些新的困难,患者及家属很容易出现心理疲劳,产生厌烦情绪,如果这些问题得不到及时解决,显然对于建立信任的、稳定的人际关系是无益的。

（四）改变看法、肯定对方

充分寻找和肯定对方的积极因素对和谐、健康的人际关系的建立有着重要的作用。在人际交往中,学会寻找和充分肯定对方的积极因素,能激发、鼓励和帮助他人建立自尊和自信,并带来和谐、愉快、亲密的合作关系。从社会心理学的角度来说,人总是希望自己的言行和工作得到别人的充分肯定和赞赏,只有这样才感到自身的价值与尊严。与此同时,又能增加自己对肯定与赞赏者的信任,促进彼此间亲密与合作关系的建立。因此,恰当的称赞与及时的肯定是增进彼此关系的催化剂。

（五）掌握必要的技巧

1. 有礼貌的寒暄 不要把寒暄理解为虚伪和献殷勤,相反,寒暄是社交场合中不可缺少的礼仪和媒介。"您好""吃过饭了吗""最近身体怎么样"几句话语,使感情逐步升温,成为进一步深谈的纽带和桥梁,成为引玉之砖,使双方心灵产生共鸣。

2.表现出谦恭的态度 善用敬语、谦语、雅语。中国是个文明古国,中国人历来有表敬表谦、贬己尊人的传统,在漫漫发展长河中形成了丰富的敬语、谦语和雅语,这些文明语言的运用能发挥感情润滑剂的作用。例如,称呼患者时不能以床号代替,与患者交谈时经常用"您""请""谢谢"等敬语。

3.保守秘密 护士作为患者权益的维护者,在满足患者需要的同时应尊重患者的生命价值和人格尊严,维护患者权利,保护患者隐私。患者病史、生理缺陷、特殊经历和疾病转归等问题都属于患者隐私,均需予以保护。

学习检测

一、名词解释

1.人际关系

2.人际吸引

3.马斯洛"需要层次论"

4.动机

二、填空题

1.人际关系通常由三个成分构成,即_____、_____、_____,其中最重要的是_____。

2.接近吸引律因_____、_____、_____等而相互吸引。

3.一般来说,在人际关系建立的最初阶段和较低水平时,人们更注重_____,而_____在地位不等、角色不同的上下级关系和家庭关系中体现得最突出。

4.奥尔特曼和泰勒认为,良好的人际关系的建立与发展一般要经过四个阶段,分别是_____、_____、_____、_____。

5.诱发的因素和形式大致有_____、_____、_____。

6."投桃报李"说明了_____,而"情人眼里出西施"说明了_____。

三、选择题

1.人人都希望得到相互的关心和照顾,这是马斯洛"需要层次论"的(   )。

A.生理需要　　　　　　　B.安全需要　　　　　　　C.归属需要

D.自我实现的需要　　　　E.尊重的需要

2."刚柔相济"说明了人际吸引的哪种规律?(   )

A.接近吸引律　　　　　　B.互补吸引律　　　　　　C.互惠吸引律

D.诱发吸引律　　　　　　E.光环吸引律

3.以下哪些特点不利于建立良好的人际关系?(   )

A.憨厚老实　　B.忠诚　　　C.乐于助人　　D.表里不一　　E.热情

NOTE

4.以下属于交往动机的是(　　)。

A.成就动机　　B.睡眠　　　　C.求食　　　　D.交朋友　　　E.性

5.不属于人际关系特点的是(　　)。

A.互动性　　　B.多面性　　　C.渐进性　　　D.复杂性　　　E.生理性

四、简答题

1.人际吸引的规律有哪些?

2.建立良好人际关系的策略有哪些?

五、案例分析

刚进大学,乐乐与同寝室一名同学以及隔壁寝室的两名同学成为一个关系亲密的小团体。四人又是同班,平时大部分时间在一起活动,曾被同班同学戏称为"四人帮"。相处之初,大家还是比较愉快的。但随着时间的推移,与同寝室这名同学之间的关系开始有些紧张,两人性格、处事方式和生活习惯的不同逐渐显露出来。彼此都有看法,在生活交往中开始疏远。

乐乐觉得这个室友对她也有敌意,说话、做事有时显得十分尖刻,好像总想抓机会揭她的短。曾经为缓解彼此的关系做过努力,不但没有效果反而更恶化。其他两人还不清楚乐乐和室友闹到这种地步,但乐乐感觉她们和室友的关系好像比跟自己要更亲近些,所以没有也没想到合适的方式向他们讲明。虽然表面上四个人还是与往常一样在一起学习娱乐,上课时不得不在一个小组讨论问题,但是在一起时两人比较尴尬,想避又避不开。这种状况经常影响到乐乐的情绪,以至于不能安心学习。为了不影响自己正常的学习和生活,乐乐萌发了从四人小团体中脱离出来的念头,想一个人独立地安排自己的学习和生活。但是又担心其他人会误会,以为自己对他们不满意。乐乐想对其他两人说明和室友的关系,但因为她们和室友的关系好像比自己更亲近,又担心她们不信任自己,所以很为难。

如果你是乐乐,运用人际吸引规律,如何改善自己的人际关系?

(曹美玲　廖雪梅)

第三章　护理工作中的人际沟通

 学习目标

知识目标：

1. 解释：护患关系、团队沟通。

2. 说出护患关系的基本内容、性质及特点。

3. 描述护患关系的影响因素及形成良好护患关系的沟通技巧。

4. 简述护理团队沟通的方法。

能力目标：

1. 能正确评估患者的沟通能力。

2. 能根据患者病情选择合适的护患关系模式。

3. 能与不同病情、年龄的患者进行有效沟通。

素质目标：

1. 养成慎言、慎行的职业态度。

2. 养成尊重患者、关爱患者的职业情感。

3. 养成团结协作的团队合作意识。

第一节　护士与患者的沟通

护理工作中的人际沟通是指护理人员在从事护理工作过程中与患者、患者家属、医生、护士等不同人群之间的沟通。沟通是护理工作的重要组成部分，也是开展护理工作的基础，良好的人际沟通有利于护理工作的顺利进行和护理工作质量的提高。

在医疗护理工作中，护士的服务对象是身处疾病痛苦中的人。人在疾病状态下，生理、心理需求常与正常人存在很多差异。这时，护士与患者之间的沟通显得尤为重要。建立良好的护患关系，能明确地了解患者的需求，提供恰当的护理，使患者需要得到满足而有利于疾病的康复。同时，良好的护患关系能使护士感到工作顺心而身心愉悦。所以，良好的护患关系对护患双方而言，是互惠互利、共同受益的。

案例及实践活动

案例 3-1-1 李老师五个月的孩子患了重症肺炎，医生说要住进重症监护室。看着孩子急促的呼吸，轻度发乌的小嘴，她没了主意，忐忑不安地交了住院费，匆匆忙忙地来到了住院部重症监护室的门口按响了门铃,护士小张走到李老师跟前,摸摸孩子的头并亲切地问:"是住院吗?"李老师说:"是的,孩子病得好重。"小张说:"别着急,快进来吧,把孩子交给我,我们已接到急诊室的通知,准备了氧气,马上给她吸氧。您坐这里稍等一下,医生马上过来了解孩子的情况。"孩子哭闹着,李老师不情愿地将孩子交给了小张,小张见状边接过孩子边说:"宝宝好可爱,有四五个月了吧,长得好乖,阿姨抱抱。"小张轻轻地接过宝宝,哄个不停,宝宝停止了哭闹,安静地躺在小张的怀里。李老师看到小张的一举一动和孩子安静的状态,顿时觉得放心多了。

实践活动:1.小组讨论:为什么李老师开始不情愿把孩子交给护士,交给护士后又"顿时觉得放心多了"呢?

2.试分析上述案例中护患关系的主要模式。

案例 3-1-2 王某,女,73 岁,退休教师,因风湿性关节炎住院治疗。小张作为王老师的责任护士来进行入院评估。

护士:您好,我是您的责任护士小张,您可以叫我小张,也可以叫我张护士。(小张微笑着向刚刚入院的王某介绍着自己)

王某:你好,张护士。(王某一边打着电话,一边客气地应付着小张)

护士:我是来了解您身体情况的。如果您忙,我过一会儿再来?(小张轻声地征询着王某的意见)

王某:这样呀,我不忙。(王某手里拿着电话,望着小张说)

护士:那耽误您一会儿。您希望我怎么称呼您呢?

王某:我当了一辈子老师,你叫我王老师吧。(言语中,王某露出了自豪的神情)

护士:好的,王老师。老师是一个我特别尊敬的职业,您也一定是一个好老师。我特别愿意与老师打交道。

王某:你怎么看出来的?(王某兴奋地说)

护士:从您的气质就能看出一二。王老师,我现在要了解一下您的身体情况,大概需要 15 分钟。您看现在可以开始吗?

王某:可以,你用多长时间都没问题。(王某在护士小张来之前,正急着给女儿打电话。听到小张的问话,毫不犹豫地挂掉电话)

护士小张根据入院评估单,顺利完成了入院资料的收集工作。

实践活动:1.结合案例,说出护患关系的特点。

2.角色扮演:结合案例,说出护患关系建立时的基本心理体会。

3.说出护患关系的基本内容有哪些。

 学习支撑

一、护患关系的含义、性质和特点

(一)护患关系的含义

护患关系是护理人员和患者之间在提供和接受护理服务过程中所形成的一种

NOTE

特殊的帮助与被帮助的人际关系。护患关系是以满足患者的需要为前提条件的工作关系、信任关系和治疗关系。护患关系有狭义和广义之分，狭义的护患关系指护理人员与患者之间的关系，广义的护患关系是指护理人员与患者及其家属、陪伴者和监护人之间的关系。护患关系是构成护理人际关系的基础，也是护理人员职业生活中最重要的人际关系。从专业角度上来讲，护士独特的功能就是帮助患者恢复、维持及促进健康。良好的护患关系是护理人员建立良好人际关系的核心。

（二）护患关系的性质与特点

护患关系是双向的，是以一定的目的为基础，在特定的背景下形成的。这种关系除具有一般人际关系的特点外，还具有其自身的性质和特点。

1. 护患关系的性质

（1）护患关系是帮助系统与被帮助系统的关系。帮助系统包括医生、护理人员及其他医务人员，被帮助系统包括患者、患者家属及其亲朋好友等。其特点是护理人员对患者的帮助一般是发生在患者无法满足自己的基本需要的时候，内容是帮助患者解决健康问题，减轻或消除疾病带来的痛苦。

（2）护患关系是一种专业性的互动关系。护患双方是以疾病康复为目标，在疾病康复过程中，形成专业性的互动关系。

（3）护患关系是一种治疗性的人际关系。护士作为一个专业帮助者，要了解患者目前的健康状况，制订积极有效的护理计划和措施来满足患者的基本需要。在治疗过程中，患者一般不具备维护自己权益的知识和能力，许多权益是靠医护人员来维护的。目前护患关系中发生的一些问题，许多都源于对这种关系缺乏认识。因此，医护人员应有清醒的认识，以更慎重的态度审慎患者的权益，认清治疗性关系中患者所处的被动地位，对待患者应更加耐心、细心，使护患关系保持良性发展。

（4）护理人员是护患关系的主导者。在护患关系中，患者由于疾病的折磨来到医院接受治疗，是处于被动地接受帮助的地位，护理人员则是处于帮助者的主动地位。因此，护理人员对护患关系的建立与发展起着积极的引导作用，同时护理人员也是责任的主要承担者。在多数情况下，护患之间出现矛盾、冲突时，护士应负主要责任。

> 重点：护患关系是帮助系统与被帮助系统的关系，是一种专业性的互动关系，是一种治疗性的人际关系。护理人员是护患关系的主导者。

知识链接

美国著名学府普林斯顿大学对 1 万份人事档案进行分析，结果发现智慧、专业技术和经验只占成功因素的 25%，75% 取决于良好的人际沟通。哈佛大学就业指导小组 1995 年的调查结果显示，在 500 名被解雇的男女中，因人际沟通不良而导致工作不称职者占 82%。

医护人员与患者是合作关系，医患之间没有良好的沟通，就无从建立起信任。没有信任，一切矛盾就由此而产生。

2.护患关系的特点

（1）独特性：它产生于患者接受医疗护理的过程中，具有时间、地点和人物的特定性。

（2）短暂性：它是在医疗护理期间所维持的、短暂的人际关系。

（3）目的性：护患关系建立后，护士全面、系统地评估患者的健康状况，找出护理问题，制订和执行护理计划，解决护理问题，其最终目标是促进患者早日康复，提高患者的健康水平。

二、护士的角色功能

角色是指处于一定社会地位的个体或群体，在实现与这种地位相关联的权力与义务中所表现出的符合社会期望的模式化的行为。现代护理人员被赋予多重角色功能。

（一）护理者

护士独特的功能就是在人们不能自行满足其基本需要时，提供各种护理照顾，以满足其生理、心理、文化、精神等方面的需要，帮助人们促进健康、维持健康、恢复健康、减轻痛苦。因此提供健康照顾是护士的首要职责。

（二）计划者

护士运用护理专业的知识和技能，收集护理对象的生理、心理、环境、社会状况等资料，评估护理对象的健康状况，提出护理问题，制订切实可行的护理计划，确定患者接受护理的目标和重点，指导护士实施护理。

（三）管理者

护士需对日常的护理工作进行合理的组织、协调和控制。作为护理领导者，要管理人力资源，计划资金、物质和信息资源，合理调控时间，把握本单位、本科室的护理发展方向。作为普通护士，要为护理对象制订针对性的护理计划，使护理对象得到优质服务。

（四）教育者

护士应依据护理对象的不同特点进行健康教育，向其传授日常生活的保健知识、疾病预防和康复知识，促使护理对象改善其不良的观念和行为，从而提高生活质量。同时，护士之间还应互相学习，并参与临床带教，指导新护士不断提高专业水平，发展其护理专长。

（五）协调者

护理工作涉及面广，护士需联系并协调与之有关的人员及机构的相互关系，以使诊断、治疗、救助和有关的卫生保健工作得以相互配合、协调，使各项护理工作高效运行。

（六）咨询者

护士应运用治疗性沟通技巧来解答护理对象的健康问题，提供有关信息，给予情感支持、健康指导等；解答护理对象对疾病等健康问题的疑惑，使护理对象清楚地认识自己的健康状况，并采取积极有效措施，配合治疗、护理工作，提高健康水平。

（七）维护者

护士有责任为患者提供安全的修养环境，提供疾病诊断、治疗、护理的客观信息，使患者在知情同意下得到及时规范的治疗和护理，维护患者的权益不受侵犯或损害。

（八）研究者和改革者

护士通过科学研究来验证、扩展护理理论和护理实践，改革护理服务方式，发展护理新技术，提高护理质量，推动护理事业的不断发展。

三、护患关系的基本模式

1956 年，美国学者萨斯和荷伦德提出了三种医患关系的模式，即萨斯-荷伦德模式。这种医患关系的模式同样也适用于护患关系。

（一）主动-被动型模式

主动-被动型模式是一种最古老的护患关系模式，其特点是护理人员对患者单向发挥作用。护士对患者的护理处于主动的主导地位，而患者则处于被动接受护理的从属地位。该模式原型为"母亲和婴儿"的关系。

这种模式适用于一些难于表达主观意志的患者，如危重、休克、昏迷、意识障碍的患者以及婴幼儿等。在治疗过程中，这些患者不具备参与意见的能力，需要护理人员发挥积极能动作用，使患者在这种单向的护患关系中能够很快地战胜疾病，早日康复。这种模式的最大缺陷是排除了患者的主观能动作用。

（二）指导-合作型模式

指导-合作型模式认为护患双方在护理活动中都应当是主动的。尽管患者的主动是以执行护士的意志为基础，并且护士的权威在护患关系中依然起着决定性的作用，但是患者可以根据自己的感受向护士提供有关自己疾病的信息，同时也可以提出要求和意见。该模式原型为"母亲和儿童"的关系。

这一模式适用于病情较重，但神志清醒的患者。此时，患者希望得到护士的指导，能发挥自己的能动性，积极合作，这样有利于提高护理成效。因此，在护理工作中应提倡采用这种模式。

（三）共同参与型模式

共同参与型模式是一种双向性的，一种"成人与成人"的关系。这种模式的基本出发点是以平等合作为基础，认为在治疗、护理的过程中，患者的意见和认识不仅是需要的，而且是有价值的。护患双方有同等的主动性和权利。

在这种模式下，患者不是被动地接受护理，而是积极主动地配合和亲自参与护理活动。护理人员也非常愿意及时准确地掌握患者接受护理后的反应和效果，以便从中总结经验教训,进一步针对性地调整护理计划,从而提高护理质量。因此,这种模式的护患关系是双向的,是一种新型的平等合作的护患关系。

这种模式比较适用于慢性病患者和受过良好教育的患者,他们对自身健康状况有比较充分的了解,把自己看作战胜疾病的主体,有强烈的参与意识。护患关系的基本模式见表3-1。

表 3-1 护患关系的基本模式

模式	主动-被动型	指导-合作型	共同参与型
患者定位	简单的生物体	具有生理、心理、社会因素的有机整体	护患双方具有平等的权利
特点	护士为患者做治疗	护士告诉患者应该做什么和如何做	护士积极协助患者自我护理
原型	母亲与婴儿的关系	母亲与儿童的关系	成人与成人的关系
护士角色	保护者	指导者	同盟者
适用对象	由于疾病影响不能表达主观意愿的、不能与护理人员进行有效沟通的患者,如婴儿、意识丧失的患者等	病情较重但意识清醒的患者	具有一定相关疾病医学知识的患者,如久病成医的慢性病患者

四、护患关系基本内容

(一)技术性关系

技术性关系是指护患双方在进行一系列护理技术活动过程中所建立起来的行为关系。在这种技术性关系中,护理人员一般是拥有专业知识和技能、处于主动地位的一方,而患者是缺乏护理专业技术、处于被动地位的一方。技术性关系是非技术性关系的基础,它是维系护患关系的纽带。离开了技术性关系,就不能产生护患关系的其他内容。

(二)非技术性关系

非技术性关系是指护患双方由于社会的、心理的、教育的和经济的等多种因素的影响,在实施护理过程中所形成的道德、利益、法律、文化、价值等多种内容的关系。

1.道德关系 道德关系是非技术性关系中最重要的内容。由于护患双方所处的地位、环境、利益以及文化教育和道德修养不同,在护理活动中很容易对一些问题或行为在理解和要求上产生各种不同的矛盾。为了协调矛盾,必须按照一定的道德原则和规范来约束自身的行为。护患双方都应以道德准则尊重对方的人格、权利和利益。

2.利益关系 利益关系是指护患双方在相互关心的基础上发生的物质和精神方面的利益关系。护理人员的利益表现为付出身心劳动后而得到的工资等经济利

重点:非技术性关系包括道德、利益、法律、文化、价值关系。

益,或由于患者的康复而得到的精神上的满足与欣慰。患者的利益表现在支付了一定的费用之后而满足了解除病痛、求得生存和恢复健康等切身利益的需要。在我国,护患双方的利益关系是一种平等和互助的关系。

3.法律关系　患者接受护理和护理人员从事护理活动都将受到法律的保护。侵犯患者和护理人员的正当权利都是法律所不容的。护患间的这种法律关系是国家保护每个公民正当权益的体现,也是社会文明进步的具体表现。

4.文化关系　文化关系是构建和谐护患关系的关键内容。由于教育、宗教、信仰、风俗、习惯等方面的差异,护患双方在道德行为上的表现会有所不同。护理人员应根据患者的不同文化背景,评估患者的沟通能力,采用相应的沟通交流方式,形成有效沟通。护士与患者之间需要相互尊重、彼此理解。

5.价值关系　价值关系即护患双方的相互作用和相互影响都体现了为实现人的价值而做出的努力。护理人员运用护理知识与技能为患者提供优质服务,是履行了对他人的道德责任和社会义务,从而实现了个人的社会价值。而患者在恢复了健康重返工作岗位又能为社会做出贡献时,也同样实现了个人和社会价值。

五、患者沟通能力的评估

在护患沟通中,患者的沟通能力是决定沟通有效性的重要因素。沟通前,需要护理人员根据患者的具体情况,对患者的沟通能力进行评估。评估主要从患者的病情、年龄、文化水平、性格等方面进行,以便帮助护理人员选择更好的沟通方法,促进沟通的有效进行。

（一）患者的病情

由于疾病影响,患者丧失表达能力或表达能力下降,不能与护理人员进行有效沟通。如应用呼吸机的患者、临终患者以及意识丧失的患者。除此之外,涉及患者隐私的疾病,患者可能存在心理障碍,也会影响有效沟通。

（二）患者的年龄

一般来说,年龄幼小的患者表达和分辨能力较差,导致护理沟通难度大。老年患者由于听力、反应能力及表达能力减弱等特点,一般也会不同程度地影响沟通效果。

（三）患者的文化水平

文化水平影响对沟通信息的理解和表达。由于患者的文化水平不同,对沟通信息的理解以及对自身疾病信息的表达都存在差异。文化水平是影响患者沟通能力和护患关系建立的重要因素之一。

（四）患者的性格

性格对沟通有一定的影响。有的患者性格外向、直爽,容易沟通;有的患者性格内向、多愁善感,沟通相对困难。针对不同个性的患者,护士应采用不同的沟通方法。

六、护患关系的形成与影响因素

(一)护患关系的发展过程

护患关系的发展过程分为三个阶段:初始期、工作期和结束期。各期的长短取决于护患间的相互作用及目的。

1. 初始期 初始期从患者寻求专业性帮助与护士接触时就开始建立了。此期主要任务是护士以良好的职业素质建立患者的信任感和确认患者的需要。护士应以真诚的态度向患者介绍自己,解释自己所负责的护理工作,建立一个有助于增进患者自尊的环境,以取得患者的信任。在开始阶段,患者可能会用一些语言和非语言的行为去检验护士的可信任程度。尽管这种做法通常使人不悦,但护士必须能经得住患者的"考验"。在此阶段,除了取得患者的信任之外,护士还将收集有关患者的健康资料,确定患者的健康问题(未满足的需要),并鼓励患者积极参与互动,为以后开展护理工作做好准备。

2. 工作期 工作期是护患关系最重要的阶段。在这一阶段,护士应以高尚的医德、精湛的技术、热情耐心的服务赢得患者的信任。护士在为患者服务的过程中加深了对患者的了解,取得了患者的密切合作,逐渐形成良好的护患关系。此期主要的任务是在彼此信任的基础上,帮助患者解决健康问题,满足患者的需要。当护士收集好患者相关健康资料,开始为患者制订护理计划时,工作期便开始了。工作期必须是在护患之间建立了信任关系之后才能开始,否则会增加患者的压力感。

3. 结束期 结束期的主要任务是成功地结束护患关系。经过治疗、护理,患者身体状况达到预期目标,患者出院、转院或护士因休假、外出学习、调动工作等情况时,护患关系进入结束期。如果患者继续需要其他护士的帮助,将形成新一轮的护患关系。

护患关系有时是短暂的,甚至短至护士只为患者提供一个班次的护理;有时却能持续很长时间,如社区保健的护士与其服务对象的关系有时可长达数年之久。无论护患关系持续时间的长短,在结束时,彼此总难免会产生一种失落感,而且护患关系持续时间越长,失落感就越严重。因此在结束期即将到来时,护士应与患者共同回顾一下双方所做的努力和取得的效果,特别是检查一下目标实现的情况,这样将有助于减轻失落感。

护患关系发展的三个阶段是人为划分的,在实际工作中,有时界限并不十分清晰。但尽管如此,了解护患关系发展的三个阶段有助于护理人员更好地理解护患关系的发展过程,为创建良好的护患关系奠定一定的基础。

(二)护患关系的影响因素

1. 护士方面的因素

(1)职业情感:从业者在职业活动时所产生和确立起来的内心情绪和体验,是从事这个职业的人应具备的情感。护士的职业情感是护士对护理职业的态度以及决定自己职业行为倾向的心理状态,主要包括对职业的热爱度、责任心对其社会地位的自我评价和改行倾向等方面的认知。

(2)专业知识与技能:护士扎实的理论功底和娴熟的操作技能是完成护理工作的基础和保障。如果护士专业知识欠缺或技能水平欠佳会增加患者痛苦,同时,也会影响护患关系,使护患关系陷入困境。

(3)沟通技巧:护士扎实的沟通知识和良好的沟通技巧有助于护患间信息的交流,增进护士对患者的深入了解,为更好地确定患者需求奠定基础。

2.患者方面的因素

(1)疾病程度:患者病情的轻重程度是影响护患沟通、建立护患关系的因素之一。严重的疾病可能导致患者降低或丧失沟通能力,从而影响良好护患关系的建立。

(2)就医经历:对护患关系的建立会产生一定的影响。一些慢性病患者,由于多次就医,清楚地认识到良好护患关系对疾病康复的影响,这些患者会更加积极主动地与护理人员沟通,促进良好护患关系的建立。而就医经历很少甚至从来没有就医经历的患者,由于缺乏良好护患关系对疾病转归影响的认识,患者在建立护患关系过程中往往处于被动甚至是懈怠的状态。

(3)文化水平:文化水平较高的患者理解和表达能力一般较好,这样既能清晰地表达个人意愿,以便护理人员能够更好地了解患者的需求,同时又能明确地理解护理人员的护理意图,使护患之间的沟通更加有效,也会促成良好护患关系的建立。

(4)心理状态:不同的心理状态会影响护患关系的建立。病情好转或趋于稳定时,患者一般会处于一种积极的心理状态,愿意与人沟通交流,有利于建立良好的护患关系。

知识链接

一名优秀的护士应具备的特征

1.具有敬业精神。

2.具有责任感和工作主动性。

3.外观让人感觉整齐、清洁、亲切、自然。

4.个性开朗,能带给别人愉快的感受。

5.具有良好的沟通技巧。

6.具有扎实的专业知识和娴熟的技能。

7.待人谦恭有礼,懂得做人做事的礼节规范。

8.人际关系良好,尊重患者、同事、亲友。

9.言行品性可让人信赖。

10.有思想、有主见。

11.善良,有同情心,肯帮助别人。

第二节 护士与患者家属的沟通

护理人员与患者家属的关系实际上是护患关系的一种延伸,是借助患者家庭力量的支持,促进疾病早日康复的支持性关系。护士与患者家属的关系容易被忽视,把家属排斥在护患关系之外是导致护患之间不能有效沟通的原因之一,特别是遇到一些特殊的患者,如婴儿、高龄患者、危重患者、昏迷患者、精神异常患者时,与患者家属保持积极的沟通就显得更加重要。与患者家属的沟通是对护患关系的一种极重要的补充。护士必须关注家属的角色转变,如果患者家属不能很好地承担新的角色功能,或发生角色功能冲突,会给患者增加心理压力。患者家属情绪和行为的变化也会对患者的康复产生一定的影响。

 案例及实践活动

案例 3-2-1 一位姐姐照顾身患重病的妹妹。姐妹两个感情非常好。妹妹想吃家里的饭菜,姐姐因为不能满足妹妹的愿望非常苦恼、情绪低落,妹妹看了心里也很不舒服。患者的姐姐来到护士长办公室,要求特许妹妹使用自备的微波炉。"护士长,我妹妹好可怜,得了这么重的病,就想吃家里的饭。可医院离家太远了,饭菜拿到医院就凉了。我把微波炉带来了,护士不让用,您就让我们用吧,谢谢您啦!"护士长说:"我也很同情你妹妹,但病房是不允许使用自备电器的!你看,我办公室用的微波炉也需领导批准才能使用,这样吧,你妹妹的饭菜拿到我办公室来热,可以吗?"护士长耐心地听完姐姐的诉说,提出了解决问题的方法。患者的姐姐说:"我已经带来了,您就允许我们用吧!"护士长说:"实在不好意思,医院主要是从安全角度考虑,要对患者的安全负责,希望你能理解!"患者的姐姐说:"那每天到您办公室来热饭菜,多麻烦您呀!""没关系,为了病区安全,也为了能让你妹妹吃上家里的热饭菜,我们不会嫌麻烦的!"护士长微笑着说。患者的姐姐说:"太谢谢您了!"

实践活动:1.小组讨论:如果你是护士长,遇到这样的情况会怎么处理?患者家属的角色特征有哪些?

2.结合案例,说出护士与患者家属沟通的技巧有哪些?

案例 3-2-2 一位高龄患者因高血压肾病收治入院。三位家属神色紧张地将患者用平车推到护士站。当班护士说:"这里是护理站,家属绝对不能入内。"随后带领家属将患者推到了病房,当家属询问是否需要陪住时,护士冷冷地说:"知道我们是三甲医院吗?不能陪住。"接着,护士对家属说:"我们医院规定,只有每天下午3点到5点能探视,其他时间不能探视,也不许……"此时,患者的一位家属很不满意地说:"你还有完没完?什么正经事没干,先说一大堆这不许、那不许。你这护士真够招人烦的。"

实践活动:1.小组讨论:如果你是当班护士,遇到这种情况你会如何处理?

2.护士与患者及家属沟通时应注意哪些禁忌?

学习支撑

一、患者家属的角色特征

(一)患者原有家庭角色功能的替代者

患者患病期间,丧失或部分丧失承担家庭角色功能,家庭角色功能转移到家庭其他成员身上,由其他家庭成员替代。如生病的妈妈暂不能照顾年幼的孩子,照顾孩子的角色由其他家庭成员替代。

(二)疾病压力的共同承担者

家属成员患病期间,患者家属不仅要照顾患者的生活,还要筹措治疗费,分担患者不能承担的家庭角色功能,同时还会担心患者疾病的转归。患者家属承担着多重压力,成为疾病压力的共同承担者,甚至有时承担的压力会高于患者本人。

(三)患者心理的支持者

患者家属作为患者的家庭支持力量,在患者生病期间,无微不至的关怀、悉心周到的照顾会给予患者心理上的支持,让患者感受到家庭的温暖,增强患者战胜疾病的信心。

(四)患者生活的照顾者

生病时患者生活部分或全部不能自理,患者自身不能满足的需求由家属和护士给予。照顾、陪伴患者,满足患者的健康需求成为患者家属的重要生活内容之一。

(五)患者护理计划制订与实施的参与者

一些危重患者、婴幼儿、精神异常的患者,其表达能力降低或缺失,患者家属成为患者重要的代言人,代替患者与护理人员进行沟通,同时参与护理计划的制订并协助完成护理计划的实施。

二、患者家属沟通能力的评估

患者在疾病治疗过程中,医护人员常常需要与患者家属进行沟通,如交代病情、解释治疗方案、说明治疗护理效果等。评估患者家属的沟通能力是保证沟通顺利进行的基础。

(一)家属的文化水平

患者家属的文化水平是影响沟通的重要因素。一般情况下,患者家属的文化水平较高时,理解能力和表达能力较好,有利于护理人员与家属进行有效沟通。

(二)家属对疾病的认知

家属对疾病的认知程度在一定程度上决定沟通的有效性。一般情况下,长期慢性病患者的家属,在疾病的长期治疗过程中,对疾病认识较深入、全面,沟通容易

NOTE

进行。

(三)情绪状态

沟通时,患者家属的情绪状态决定沟通的有效性。在一些突发、严重疾病发生时,往往家属缺乏心理准备,情绪波动较大,思维比较混乱,这样的情绪状态不利于沟通的有效进行。

(四)与患者的亲密度

在一个家庭中,家庭成员之一生病,越是与之亲密度高的家属往往承受的打击越大,情绪反应也越强烈。沟通时,其又是参与愿望最强烈、沟通最注重细节的家属。

三、护士与患者家属沟通的技巧

(一)热情接待探访者

护理人员要主动热情地接待患者家属,向其介绍医院环境和有关规章制度,并嘱咐探视中的注意事项,耐心听取患者家属的意见,对其提出的问题给予相应的解释,对他们的困难提供有效的帮助。

(二)正确评估与指导

护理人员通过与患者家属沟通,全面评估患者家属的沟通能力,应用恰当的沟通技巧加强与家属的沟通。同时指导患者家属积极承担家属角色,使他们能更好地起到照顾和支持患者的作用。对年幼、年老、残疾患者应指导家属协助患者恢复自我照顾能力。

(三)尊重家属的知情同意权

患者家属有权了解有关患者疾病的所有信息,重视、满足患者家属的知情同意权是尊重患者、患者家属基本权利的体现。护理人员应理解患者家属的心情,主动向患者家属介绍病情、治疗及护理措施、预后等相关内容,使患者家属全面了解患者的身体情况。

(四)耐心听取患者家属的情况反映

患者家属出于对患者的关心,对患者病情的观察往往会更仔细、更全面,会发现一些护理人员难以察觉的细微变化。认真倾听家属的反映,对治疗和护理会有所帮助。

(五)主动提供心理支持

少数患者家属由于长期照顾陪伴患者,自身疲惫不堪,正常的生活秩序被打乱,加之经济、工作等方面的问题,往往会产生厌烦、冷漠的心理,这些消极的心理反应可能在患者面前流露出来,影响患者的情绪。护理人员应耐心细致地做好家属的思想工作,减轻患者家属的心理负担,共同稳定患者的情绪。

重点:护士与患者家属沟通的技巧包括热情接待探访者,正确评估与指导,尊重家属的知情同意权,耐心听取患者家属的情况反映,主动提供心理支持。

四、护士与患者家属沟通的禁忌

(一)忌刺激性语言

护理人员与患者家属沟通时,禁忌敏感、刺激性语言。如突发急性心肌梗死的患者正在抢救,患者家属处于极度紧张、恐惧状态,护士与家属沟通时,禁忌使用死亡、没救了等语句。

(二)忌语言过于自信

在医疗护理过程中,鼓励患者,增强患者战胜疾病的信心固然重要。但与患者家属沟通时,一定要遵循实事求是原则。如家属询问手术进行情况时,护士不能为求家属安心而把话说得太满。护士在工作中如因盲目自信或夸大事实而造成不良后果的,护士需承担相应的法律责任。

(三)忌态度冷漠

护理工作是为人类健康服务的。工作中,良好的服务态度非常重要,它是护理人员职业素质的重要体现。护士不要因工作忙碌而对患者家属态度冷淡,也不要一见面就喋喋不休地宣讲医院的各项禁令,更不要对患者家属恶语相向。这些均是违反职业规范的行为,是护理工作中明确禁止的行为。

第三节 护士与同事的沟通

 案例及实践活动

案例 3-3-1 护理人员小李是普外科的责任护士,工作十分繁忙。一天上午她正准备处理医嘱,发现 3 床患者的病历不见了。如若不及时处理医嘱,会延误患者的治疗,小李焦急地到处寻找。

小李来到医生值班室,看见年轻的许医生正在一本病历上写着什么。

"许医生,你用的是 3 床病历吗?"小李焦急地问。

"是。"许医生说。

小李说:"3 床今天的医嘱还没处理,先给我吧。"

"不能给你,患者病情有变化,我得现在记录。"许医生头也不抬地说着,继续写。

"医嘱不及时处理,耽误治疗你负责。"小李说完,气哼哼地找护士长告状去了。

实践活动:1.小组讨论:护士小李和许医生对工作都很负责,为什么会发生冲突?

2.结合案例,如果你是护士小李,你会如何与许医生进行沟通?

3.医护沟通技巧有哪些?

案例 3-3-2 小张是刚从普外科调到儿科的护士,今天上治疗班。病房收治一急性腹泻患儿,小张为患儿输液。患儿脱水、血管塌陷加之哭闹不配合,使得本来就缺乏小儿血管穿刺经验的小张急得满头大汗,穿刺难以成功。护士长看到这一情况,让护士小王来帮助小张完成穿刺。小王尽管年纪比小张还小,但有多年儿科工作经历,小儿血管穿刺经验丰富,很快顺利完成了静脉穿刺。

"谢谢!"小张一边擦着头上的汗,一边真诚地向小王道谢。

小王说:"没什么,不用谢。"

小张说:"你的穿刺技术真好,有时间能指导指导我吗?"

小王说:"也没有多好,科里的其他同事基本都能做到这样。小儿静脉穿刺与成人不同,你刚来,不用着急,慢慢会好起来的。下午有时间我们一起探讨探讨。"

小张说:"好,谢谢你。"

实践活动:1.小组讨论:上述案例体现了护际间沟通的哪些原则?请找出具体表现。如果你是小张,你会如何处理上述情况?

2.说出护际间沟通的基本原则。

 学习支撑

一、医护之间的沟通

医生和护士是在疾病康复过程中,不能相互替代、缺一不可的重要组成部分。医护关系是就医环境的一部分,直接影响着患者的心理变化和疾病康复。同时医护关系也是工作环境的一部分,影响着医护人员的精神面貌和工作效率。

(一)医护关系模式

医护关系模式是随着护理学的不断发展而逐渐变化的,已从主导-从属型转变为并列-互补型。

1.主导-从属型 早期医护不分,护理从属于医疗工作,没有形成独立的职业。随后,由于患者集中收治,护理从医疗中分离出来,但只是为患者提供各种生活护理,护士无需专门训练,他们也未被纳入医务人员的行列。随着近代医学的进展,护士开始担任一部分治疗任务,他们已不是看护人员,而是医务人员队伍中的一员,但护士工作是医生工作的附属,护士从属于医生,护士的工作只是机械地执行医嘱,并不直接对患者负责,而仅对医生负责。医护关系只是一种支配与被支配的关系。由此可见,这一模式是与传统的医学模式分不开的。

2.并列-互补型 随着现代医学的发展、医学模式的转变,人们对疾病和健康的概念在认识上发生了根本性改变,护理学形成了自己完整的学科体系,强调护理学是现代科学体系中的一门综合性的、独立性的应用学科。由以单纯执行医嘱的疾病护理,发展到以人的健康为中心的整体护理。因而传统的主导-从属型医护关系已不能适应医疗护理工作的需要,逐步被并列-互补型关系所取代。新型医护关系模式有以下三个特点。

(1)紧密联系,缺一不可。医疗、护理是两个并列的要素,在疾病康复过程中,各有侧重,两者共同完成疾病诊疗护理的全过程。没有医生的诊疗,护理工作就无法开展,而没有护理工作的有效实施,医生的诊治方案也形同虚设。

(2)相互独立,不可替代。医生与护士既有联系,又相互独立。在为患者服务时两者只有分工不同,没有高低之分。在诊疗工作中,虽有护士的参与,但医生起主导作用。而在护理工作中,护士根据病情和诊治方案,运用整体护理理念,明确护理问题,制订护理方案,实施整体护理。护理问题既包括了医护合作性工作,也包括了护士独立完成的工作。

(3)相互监督,互补不足。在临床工作中,医护之间可以通过工作关系相互监督对方的医疗护理行为,有效预防医疗差错、事故的发生。

(二)医护沟通技巧

1.把握角色、各司其职　医生和护士虽然工作的对象、目的相同,但工作的侧重面和使用的技术手段不尽相同。医生主要的责任是作出正确的诊断和采取恰当的治疗手段。护士的责任是能动性地执行医嘱,做好躯体和精神护理,向患者解释医嘱内容,取得患者的理解和合作。在护理工作中,护理人员有责任在执行医嘱前认真核对,当查出发现问题时,应及时告知医生,加以纠正。

2.真诚合作、互相配合　医生和护士在为患者服务时,只有分工不同,没有高低之分。医生的正确诊断与护士的优质护理相配合是取得最佳医疗效果的保证。医护双方要相互尊重、相互支持、相互理解、真诚合作,共同为患者康复负责。

3.关心体贴、互相理解　医护双方要充分认识对方的作用,承认对方的独立性和重要性,支持对方工作。护士要尊重医生,主动协助医生,对医疗工作提出合理的意见,认真执行医嘱。医生也要理解护理人员的辛勤劳动,尊重护理人员,重视护理人员提供的患者情况,及时修正治疗方案。

4.互相监督、建立友谊　任何一种医疗差错事故都会给患者带来痛苦和灾难。因此,医护双方在工作中应相互监督,杜绝医疗差错、事故的发生。

二、护际间的沟通

护际关系是指护理人员与护理人员之间的关系。护际关系通常分为三类:上下级护际关系、同级护际关系、教学护际关系。护际关系不仅直接影响到对患者身心的全面护理,而且与护士自身的身心健康也有很大的联系。护理工作性质决定了护士内部协调与配合的重要性。要处理好护际关系,首先要树立患者至上的服务理念,在工作过程中注意换位思考,遵守自律、敬人、真诚、宽容、平等的沟通原则,同时掌握护际之间的沟通技巧。

(一)护际间沟通的原则

1.互学互尊、团结协作　在护理工作中,同行之间互相尊重是十分重要的。要做到同行间互相尊重,就必须尊重他人意见,尊重他人人格。护理工作者都是劳动者,相互之间都是平等的关系,大家相互合作,共同为患者的治疗、预防、保健、康复服务。

2.互助互勉、奋发进取　护士之间存在职称、学历、技术经验、思想认识的差别,以及阅历、家庭、身体等方面的差异。在护理工作中,要提倡助人为乐的精神,互相勉励、共同进步。当别人取得成绩时,应当作为自己的一种鞭策力;当同事出现差错时,应当寻找根源、防微杜渐。提倡"与人为善,治病救人",杜绝"事不关己,高高挂起"的做法。

3. 互相支持、乐于奉献 护理工作的特点是任何工作上的疏忽和失误都可能会给社会、患者和自己带来难以弥补的危害,所以护士之间的配合至关重要。护士间要以诚相待、分工合作、互相谅解、互相支持、互相配合,共同完成护理工作,上一个班次的工作绝不留给下一班,发现别人工作中的失误要积极给予补救,形成团结互助、乐于奉献的良好氛围。

（二）护际间沟通的要素

1. 充分发挥护士长的核心作用 护士长是病区护理管理工作的组织者和指挥者,也是护理人员间相互关系的协调者,是护理人员群体人际关系的核心。护理工作的复杂性、广泛性和社会性决定了护士长在整个医疗护理工作过程中的特殊位置。护士长在病区指导和带领护理人员共同完成护理任务,处理各种危急或突发事件。因此,护士长必须拥有良好的道德修养、礼仪风范和沟通技巧,具有了解护士、关心护士、指导护士的领导艺术,处事公平,充分发挥每名护理人员的积极性。

2. 正确协调不同年龄、职称、职务护士之间的关系 护理人员内部的沟通是以相互理解、尊重、友爱、帮助、协作为基本前提的。护理人员之间要理解和掌握职能与职责的尺度,上级指挥、分配下级工作是职能,下级执行上级布置的工作是职责。年轻护士应尊重级别高、年长的护士,并虚心请教。年长护士要为人师表,善于学习,爱护和培养年轻护士。

（三）特殊情况下的护际沟通

1. 危重患者抢救时的沟通 当患者病情突变或需要急救时,"时间就是生命"。只有各项抢救工作及时到位,抢救人员之间相互配合、支持、协作,才能更好地挽救患者的生命。每位护理人员都应密切观察患者的病情变化,关注抢救工作的每个细节,发现问题及时主动沟通,提出改进意见和处理措施。护理人员要服从大局,积极主动地承担护理工作。这是抢救工作的基本要求,也是护士职业素质的集中体现。

2. 出现护理事故时的沟通 护理人员应该积极预防和杜绝护理差错事故的发生,确保患者安全。一旦出现差错事故,所有护理人员应加强沟通,齐心协力迅速作出反应解决问题,尽最大可能减少差错事故对患者的伤害。同时,应用有效沟通方法详细了解发生差错事故的原因,客观公正地对待出现差错的护理人员,不能置之不理或主观臆断。

三、护士与其他工作人员之间的沟通

护理人员在工作中除了与患者、医生和护理同行发生联系外,还需要与医院内其他人员接触,如行政人员、医技人员和后勤人员等。很多护理工作需要他们的大力支持与帮助,所以协调好与医院内其他工作人员之间的关系有着十分重要的意义。

（一）护士与上级领导的沟通

（1）首先应明确自己与领导沟通的目的。

（2）设想领导质疑,事先准备答案。

（3）选择合适的沟通方式与时机。

（4）注意礼仪,打扮得体,可化淡妆。

（5）注意首因效应,有礼貌,面带微笑,充满自信,学会用微笑去感染领导。

（6）注意语言表达技巧,简明扼要,重点突出,用事实、数据说话,不要一味地奉承和附和,掌握交谈四忌(打断、补充、质疑、纠正)。

（二）与医技及后勤人员的沟通

（1）尊重对方。

（2）沟通之前完善准备工作,了解需要解决问题的具体情况。

（3）态度要诚恳,晓之以理,不要认为情况紧急就可以不具体说明情况。

（4）换位思考,临床工作忙和急,后勤工作杂和烦。

（5）运用恰当的称呼和表达方式以及幽默的沟通技巧。

四、护士与同事沟通的禁忌

护士在与同事的相处中,要创造一个和谐互助的工作氛围,积极地促进和维护与同事之间的关系,切不可触犯以下与同事沟通的禁忌。

（1）好事不通报。

（2）明知而推说不知道。

（3）进出不互相告知。

（4）有事不肯向同事求助。

（5）喜欢嘴巴上占便宜。

（6）过于敏感。

（7）该做的杂务不做。

（8）领导面前献殷勤。

第四节　护理团队的沟通

团队是指由两个或两个以上的人组成的一个共同体,该共同体合理利用每一个成员的知识和技能协同工作,解决问题,达到共同目标。团队内的人员在工作上相互依附,心理上彼此支持,情感上相互影响,行为上遵守共同团队规范。

案例及实践活动

案例3-4-1　在秋天,你会看到一群群大雁排成"V"字形飞往南方过冬,也许你想知道为什么它们要排成这种队形飞行。研究发现,每只大雁拍打一次翅膀,都会给身边的另一只大雁产生升力。通过排成"V"字形,整个雁群的飞行路程比它们独自飞行所能达到的距离要远上71%左右。当领头的大雁累了,它会收回翅膀,然后另一只大雁就会接替它的位置。后面的大雁不时地发出鸣叫,鼓励前方的大雁保持飞行速度。当一只大雁病了,或受伤从空中落下时,队伍中会有两只大雁从雁群中飞出,跟着受伤的大雁飞到地面,保护队友。它们将一直陪伴在伤者身边,直到它痊愈或死去。然后,才一起飞回雁队。

实践活动:1.小组讨论:大雁成队飞行的现象给了我们什么启示?

2.如何理解和践行护士在工作中的团队协作精神?

案例3-4-2 一家合资医院招聘护理工作人员,9名优秀应聘者经过初试脱颖而出,进入复试。9个人的初试成绩医院人力资源部领导非常满意,但本次录取名额只有3人。最后,领导给应聘者出了最后一道题,考察应聘者的团队合作能力。

领导把9个人分成一、二、三3个组,每组3个人。3组分别完成本院呼吸系统疾病、消化系统疾病和循环系统疾病的调查报告。人力资源部为每人准备了相关资料。随后,领导还特别强调了护理工作团队合作的重要性。

3天后,9个人把相应疾病分析报告交到了人力资源部,领导看完了9个人的报告,通知一组应聘人员被医院录用了。二组、三组的应聘人员疑惑不解。部长解释说:"请打开人力资源部为大家准备的资料,它分别是本院相关疾病的过去、现在和将来的分析。一组的成员很聪明,借用了本组其他成员的资料补全了自己的报告。而二组、三组人员,只根据自己的资料进行调研,书写报告。二组、三组失败的主要原因是过于高估自己的能力,忽视了团队其他成员的存在。要知道,团队合作精神是护理工作成功的重要保障。"

实践活动:1.小组讨论:如果你是上述案例中的9人之一,你会如何完成调研报告?

2.护理团队沟通的方法有哪些?

 学习支撑

一、团队沟通

团队沟通是随着团队这一组织结构的诞生应运而生的。团队沟通指的是团队成员之间思想、感情交流与反馈的过程。

在团队中,有效沟通是维护其整体性的一项十分重要的工作,也可以说是一门艺术。如果说纪律是维护团队完整的硬性手段的话,那么沟通则是维护团队完整的软性措施,它是保持团队完整性的无形纽带和润滑剂。

二、护理团队沟通

护理团队沟通是指护理团队中护理人员之间交流信息、思想和情感的过程。在倡导优质护理,以患者为中心的整体护理模式下,要求护士为患者提供优质、全面、完整的护理服务。护理工作性质及不断提高的护理质量要求,凭借个人力量是难以达到的,只有发挥团队精神,团队成员团结协作,才能出色地完成护理工作。从患者入院时细致的入院评估、完善的术前准备到手术时与医生的完美配合,再到患者术后有效的健康宣教及出院指导,从白天到夜晚,无不需要所有护士的通力合作才能给患者提供完整的、全面的、优质的护理服务。

三、护理团队沟通的要素

(一)明确的团队共同目标

杰出团队最显著的特征是具有明确的共同目标。目标中应体现个人意志和利益,它是协调团队成员的核心力量,具有强大的凝聚力和吸引力。护理工作涉及面广,具有连续性的工作特点,患者的康复不仅依赖于护士个人良好的职业素质,而且需要护理团队成员的团结协作、齐心努力。团队成员本着"患者第一"的共同目标,发挥团队力量,为患者提供优质的、连续性的护理服务,促进患者早日康复。工作中,既完成了工作目标,也体现了护士的职业价值。

(二)沟通信息、思想和情感

信息是相对容易沟通的,而思想和情感是不太容易沟通的。而人是有思想和情感的,思想和情感决定工作积极性。在团队工作过程中,要应用沟通技巧,加强思想和情感的沟通。

(三)达成共同的协议

团队沟通有别于一般意义的沟通,在沟通结束以后一定要形成一个双方或多方共同认可的协议,只有形成协议才实现了团队沟通的意义。如果没有达成协议,那么不能称之为团队有效沟通。在实际工作中,我们常见到团队成员就一工作内容一起沟通过了,但是最后没有形成一致性的协议,最终因对沟通内容理解不一致导致工作无法完成。

四、护理团队沟通的技巧

(一)护理团队沟通的方法

1.培养护士的沟通意识　沟通是一种态度,而非仅仅是一种技巧。一个好的团队必须要经常交流,需要时时沟通。从工作目标到工作的具体细节,甚至人际关系等,都属于沟通内容。护士应明确护理工作的连续性、协同性、服务性的特点,注重培养沟通意识,树立团队责任感,发挥团队作用,共同完成工作目标。

2.依靠沟通建立相互信任　有效沟通能增进成员间的了解与信任,这是团队成员合作的前提和基础。管理者可以利用晨会、平时工作检查、座谈等机会加强与护士的沟通,让护士充分表达意见和建议,营造一种良好的沟通氛围,增强彼此间的了解和信任。

3.平等沟通打通沟通渠道　平等的要点是真诚、理解和尊重。在团队中,管理者和被管理者只是分工不同、职责不同,地位是平等的。无论是同级护士之间,还是护士与领导之间,在沟通的过程中都应该相互尊重,知无不言、言无不尽,真诚沟

重点:护理团队沟通的方法:①培养护士的沟通意识;②依靠沟通建立相互信任;③平等沟通打通沟通渠道;④换位思考提高团队凝聚力;⑤运用技巧促成高效沟通。

通,坦诚交流。

4.换位思考提高团队凝聚力 尺有所短,寸有所长。任何一个人都不要以自我为中心,要学会换位思考,站在对方的角度去思考问题,才能更好地理解对方的思想,接受对方的观点,学习对方的优点,弥补自己的不足。团队工作时,应经常提供帮助或请求帮助,友爱互助是团队意识的纽带。

5.运用技巧促成高效沟通 多赞扬,少批评;多倾听,少插话;多帮助,少旁观。护士在沟通过程中要善于运用沟通技巧,创建一个和谐的团队沟通氛围。成员之间应相互关注、积极交流、降低防卫,保证信息有效流通,使团队沟通有效进行。

(二)护理团队沟通的注意事项

1.在沟通过程中态度比技巧重要 在团队沟通过程中,不要因为自己年长或职位高就命令人或以势压人,也不要有事求人、没事就不理人。沟通最重要的就是尊重对方,真诚的态度能够架起沟通的桥梁,是沟通的法宝。

2.在沟通过程中忌个人主义 护理工作性质决定了护理工作的团队性。护理团队团结协作的目标是为了更好地完成工作,向患者提供优质服务。所以一定要正确把握集体利益与个人成绩之间的关系,在沟通中出现意见分歧的时候解决的标准必须是以患者的利益为出发点。

3.注意沟通场合 团队沟通有助于团队和谐,也有助于个人进步。护士在提出自己意见时态度要诚恳认真,要注意选择适当的场合和方法,不要在他人,尤其是患者或家属面前直率地指出医生或护士同行工作的不妥之处。

知识链接

高效团队的特征

1.适度的团队规模。

2.合理的成员能力结构。

3.共同的工作目标。

4.强烈的团队意识。

5.良好的行为规范。

6.畅通的沟通渠道。

7.团队成员间的相互激励。

学习检测

一、名词解释

1.护患关系

2.团队沟通

二、填空题

1.护患关系的特点有_____、_____、_____。

2.护士的角色功能包括_____、_____、_____、_____、_____、_____、_____、_____,其中首要职责是_____。

3.评估患者的沟通能力,主要从_____、_____、_____、_____方面进行评估。

4.护士与患者家属沟通的技巧包括_____、_____、_____、_____。

5.医护沟通技巧包括_____、_____、_____、_____。

三、选择题

1.护患关系应为( )。

A.教育与被教育关系   B.领导与被领导关系

C.指导与服从关系   D.治疗关系

E.朋友关系

2.护患关系的中心是( )。

A.患者的病情   B.患者的需求

C.护士的人员编制   D.护士的需求

E.医生的医嘱

3.在护患关系建立初期,护患关系发展的主要任务是( )。

A.确定患者的护理诊断   B.与患者建立信任关系

C.为患者制订护理计划   D.了解患者对治疗、护理的意见

E.为患者解决健康问题

4.患者,男,67岁,农民。因高血压住院治疗,适用于该患者的最佳护患关系模式为( )。

A.指导型   B.被动型

C.共同参与型   D.指导-合作型

E.主动-被动型

5.患者,女,28岁,医学硕士。因宫外孕急诊入院手术,术后宜采用的护患关系模式为( )。

A.主动-被动型   B.被动型

C.共同参与型   D.指导-合作型

E.支配-服从型

6.一位护士正在为一位即将出院的术后患者进行出院前的健康指导,此时护患关系处于( )。

A.准备期   B.初始期   C.工作期

D.结束期   E.熟悉期

NOTE

四、简答题

1.简述护患关系的性质。

2.简述护际间沟通的原则。

3.简述护理团队沟通的方法。

（徐桂莲 王 蓉）

第四章 护理工作中的语言沟通

 学习目标

知识目标：

1. 解释：口头语言沟通、书面语言沟通、倾听。
2. 说出护士语言沟通的技巧。
3. 说出倾听的方法。
4. 简述护士专业性语言修养内容。

能力目标：

1. 能运用语言沟通的技巧与患者进行沟通。
2. 学会倾听的技巧。

素质目标：

1. 养成良好的护理职业态度。
2. 养成尊重患者、关爱患者的职业情感。

第一节 语言沟通概述

语言是人类特有的一种符号体系，是维系人际关系的桥梁和纽带。常言道，听君一席话，胜读十年书。语言作为传递信息的重要载体，可以反映人的思想、道德、情操和文化修养。语言沟通直接迅速、丰富灵活，是其他沟通方式所无法替代的。

在护理工作中，护士不仅要有扎实的护理理论知识和精湛的护理技术，还要加强语言修养。作为护理人员，语言是交际的主要工具，在工作中占有十分重要的地位，护士对患者的安慰、鼓励、启发、疏导等都是通过语言来发挥作用的。护士与患者的语言沟通，其目的是传递护理信息，调整患者的心理状态，使患者达到最佳康复效果。语言沟通技巧的恰当运用是建立良好护患关系的纽带，是提高护士职业形象和服务质量的基础。

 案例及实践活动

案例 4-1-1 一位即将分娩的孕妇，由于恐惧加上宫缩阵痛，不停地大声呻吟，心情坏到极点。在分娩室工作多年的护士小张对此熟视无睹，走来走去，还不时地训斥道："那么大声干嘛，还生不生了？生孩子哪有不疼的，现在怕疼，晚了！"这时，另外一位年长的王护士走来，轻轻抚摸着产妇隆起的肚子，轻声说："别害怕，你分娩的评估指标全部正常，相信你能正常分娩。坚强点儿。"

实践活动:1.角色扮演:体会口头语言沟通的重要性。

2.分析两位护士的语言有什么不一样?对孕妇会产生怎样的影响?

3.小组讨论:作为准护士,如果在临床遇到因病痛大声呻吟甚至是大声喊叫的患者,尝试应用口头沟通方法安慰患者。角色扮演,验证方案的效果并结合沟通效果修正沟通方案。

案例 4-1-2 在某医科大学附属医院神经科,一位新入院的患者问护士小李:"护士小姐,神经科治的都是些什么病?"护士小李随口答道:"多啦,都是些难治的病。"患者又问:"像我这样的病多久能治好?"护士小李不耐烦地回答:"不知道,去问医生。""别问了,看,你住在 3 床,就是这张床。"护士小李用手指着一张病床对患者说,"这间病房共有 3 名患者,这是 2 床的胖子,那是 1 床的张大爷。"护士小李向患者介绍着同病室的病友。"3 床,这是呼叫器,有事可以用呼叫器通知护士。"护士小李履行着入院介绍的各项职责。

实践活动:1.护士小李入院介绍应用的是哪种语言沟通类型?

2.小组讨论:指出上述案例中不符合规范的语言沟通基本技巧(至少指出 3 处)。

3.角色扮演:结合《护理学基础》中入院介绍的基本知识,应用语言沟通技巧,正确进行入院介绍。

案例 4-1-3

通 知

今天下午 2:40 我院请专家教授为糖尿病患者讲解最新的药物治疗动态,并接受病友咨询,地址在病友活动室,请按时参加!

实践活动:1.请分析这则医院通知有何不妥之处。

2.如果你是通知发出者,你会如何根据书面沟通基本特点修改上述通知?

 学习支撑

一、语言沟通的含义

语言沟通是指沟通者出于某种需要,运用有声语言或书面语言传递信息、表情达意的社会活动。人与人之间的沟通中约有 35% 为语言沟通。语言沟通的效果受个人意识、文化、社会、经济及受教育程度的影响。如果护士使用医学术语与患者交谈,患者对医学专业术语有时会难以理解,容易造成沟通不良。

二、语言沟通的类型

(一)口头语言沟通

口头语言沟通是人们利用有声的语言系统,通过口述和听觉实现的,包括交谈、演讲、汇报、电话、讨论等,是人与人之间进行信息交流和心灵沟通的一种途径。口头语言沟通常常是交流者面对面的沟通,节约了书写、印刷等环节,所以口头语言沟通具有便捷、效率高、成本低、双向性的优点。但口头语言沟通的局限性较大，受时间、空间条件的限制，受信息发送者和接收者自身条件的制约。口头语言沟通一般情况下信息的发出是一次性的，无记录，不可备查。如果接收者由于各种原因有信息的遗漏，往往会造成不能准确理解信息而影响沟通效果。由于口头语言沟通的便捷性，它成为护士与患者沟通最常用的方式之一。在应用口头语言沟通时，护理人员要有意识地克服口头语言沟通的局限性，做到严谨规范、通俗准确，必要时，配以书面沟通，以保证达到有效沟通。这是护理职业对护理人员日常口头语言沟通的基本要求。

（二）书面语言沟通

书面语言沟通是用文字符号进行的信息交流，是对有声语言符号的标注和记录，如信件、文件、报纸以及医院、药店常见的黑板报、健康教育小册子、给患者的留言条等，是有声语言沟通由可听性向可视性的转换。书面语言沟通不受时空限制，具有标准性、权威性、用词规范、结构严谨、表达准确并且便于保存、查阅、核对等基本特点。它是人际沟通中较为正式的沟通方式，可以在很大程度上弥补口头语言沟通的不足。临床护理实践中，常常会应用书面语言沟通的优点，提高护患沟通效果。如许多医院目前每天都可以为患者打印详细的治疗费用清单，明确医疗费用支出情况。

三、语言沟通的作用

语言是人类特有的用来表达感情，进行彼此沟通交流并达到相互了解的工具。护士的服务对象是人，在护理工作中很多时间是在与人打交道。因此，护士的语言沟通比其他职业的语言沟通更为重要，要求更高。护士通过口头语言和书面语言与患者及其家属进行沟通，无论是入院介绍、护理操作、心理护理、健康教育、出院指导，还是护士的良好愿望以及诚挚的关心都要通过语言交流来表达。"言为心声"，语言也常常是一个人整体素质和道德修养的外在表现。规范、热情、幽默得体的言语，可使患者感到安全、信赖并充满希望，能达到药物所不能代替的心理治疗作用。"良言一句三冬暖，恶语伤人六月寒""话不投机半句多"均是在阐述语言的巨大作用。如果没有语言，人类就无法进行有效沟通，就没有社会经验的积累、保存、传授，就没有最基本的社会活动。

四、语言沟通的基本技巧

（一）介绍的技巧

1. 自我介绍时的技巧 自我介绍特别是初次介绍时，要用全称而不用缩略语。自我介绍时要学会察言观色，介绍的内容、时间可根据对方的兴趣程度、是否投入等灵活把握。一般来说，自我介绍的时间不宜太长，最好控制在一分钟或者半分钟左右。自我介绍的内容要注意尺度把握、实事求是、态度真诚，既不要自吹自擂、夸夸其谈，也不要自我贬低、过分谦虚。恰如其分才会给人诚恳、可信任的印象。关

NOTE

于自我介绍的顺序,职位高者与职位低者相识,职位低者应该先做自我介绍;男士与女士相识,男士应该先做自我介绍;年长者与年少者相识,年少者应该先做自我介绍;资历深与资历浅的人士相识,资历浅者应该先做自我介绍。自我介绍的主要内容包括自己的姓名、身份等。如护士在迎接患者入院时,为及时搭建护患沟通的桥梁,护士常常会在第一时间主动进行自我介绍:"您好,我是您的责任护士张××,您可以叫我小张,您住院期间的日常护理工作由我负责。"自我介绍时,要做到表情自然、语言平和亲切、注视对方。

2. 为他人介绍的技巧 为他人介绍又称居中介绍。为他人做介绍时必须遵守"尊者优先了解情况"的规则。先将男士介绍给女士,先将年轻者介绍给年长者,先将未婚女子介绍给已婚女子,先将职位低的介绍给职位高的,先将家庭成员介绍给非家庭成员。为创建良好的病室人文环境,护士在工作中,常常会把新患者介绍给同病室的其他患者,此时应用的就是居中介绍的方法。

3. 护理专业内容介绍的技巧 作为临床护士,服务的对象是不同年龄、不同职务、不同社会阅历的患有各种疾病的患者。护士每天都要从事各式各样不同内容的介绍,有些是通识介绍,而更多的是病情介绍、用药介绍、手术介绍等护理专业特有的内容介绍。进行专业内容介绍时,护士一定要遵从严谨规范、通俗准确的原则,避免使用医学术语。由于长期从事护理专业工作,有许多专业名词已经变成了护理人员的口头语。护理人员认为非常自然的表述,对患者来说可能是深奥、难以理解的。因此,进行沟通时,护理人员要随时注意自己的用词,并注意观察患者的反应,一旦发现患者在理解上出现问题,要及时加以解释及补充说明。如一位阑尾炎患者,术前护士常规为患者进行手术介绍。护士会根据患者病情的实际情况,向患者及家属介绍手术信息,阐述手术的必要性和重要性,让患者了解手术过程中真实的痛苦体验,启发患者说出自己对手术的看法,有哪些顾虑、要求等。然后根据患者的具体情况,因人施护,提供情绪上的支持,有针对性地给予恰当的解释、说明、鼓励和安慰,介绍成功手术案例,并告知如何配合手术,从而达到患者及家属对手术的全面了解。

(二)问候的技巧

真诚的问候是对被问候者的关心与尊重,有助于建立和发展良好的人际关系。护士应用问候性语言能消除患者的陌生感,增强患者的安全感,有利于与其建立相互信赖的护患关系。护士常用的问候语有"您好!""早上好!""下午好!""晚上好!""您感觉怎么样?""今天您的气色真好!"等。

(三)称呼的技巧

1. 称呼的原则

(1)礼貌原则:在称呼别人时,要讲究礼貌,应用尊称。常用的尊称有"您""贵""贤""尊"等。

(2)尊崇原则:对于职位比较高的同事或前辈,在称呼时,要体现自己对对方的尊敬。

重点:称呼的原则:礼貌原则、尊崇原则、恰当原则。

NOTE

（3）恰当原则：称呼对方要讲究恰当，比如，对司机、厨师可以称师傅，但是对医生、教师称师傅就不恰当了。

要对患者使用得体的称呼语。使用称呼语是护士和患者进行交流的起点。护士使用得体的称呼语不仅会给患者留下一个好印象，也会为以后建立良好的护患关系奠定相互尊重、相互信任的基础。护士对患者使用称呼语的原则有以下三点：①根据患者的身份、职业、年龄等具体情况选取恰当的称呼语。②不可以用床号取代对患者的称呼。③与患者及其家属谈话时，应使用适当的敬称以示尊重。

对患者不能以床号取代称呼，应呼患者的姓名，以消除患者对我们的陌生感。恰当使用敬语及谦词如"请您""谢谢您"等，应根据患者年龄、性别、职业进行适当的称呼，如对老年人道一声"老大爷"或"老大妈"，年轻人叫声"小伙子"或"小姑娘"，对上班族称之"先生"或"女士"等不同称谓，再附之"您好"的问候，以消除患者的陌生感和畏惧感，使患者感到亲切，这是建立有效沟通的良好开端。称呼的分类见表4-1。

表4-1　称呼分类表

类　型	技　巧	具体方法
职务性称呼	以交往对象的职务相称，以示对对方的尊敬，如经理、科长等。适用于极其正式的场合	称职务，如在职务前加上姓氏或在职务前加上姓名
职称性称呼	如果对方具有职称，可以直接以其职称相称，如老师、律师等。适用于正式场合	称职称，如在职称前加上姓氏或在职称前加上姓名
性别性称呼	对于从事商界、服务性行业的人，一般可按其性别称呼，如小姐、女士或先生	"小姐"是称未婚女性，在某些场合要慎用，可以加上姓氏，如"王小姐"；"女士"是对成年女性的称呼
姓名性称呼	在工作岗位上称呼姓名，一般限于同事、熟人之间。适用于一般场合	直呼其名；只呼其姓，加"老"等字，如老张；只称其名，不呼其姓

2. 称呼的禁忌

（1）忌使用错误的称呼：常见的错误称呼一般是误读或是误会。误读是念错对方的姓氏，这样是很不礼貌的。为了避免这种情况发生，可以事先做好准备，或者当面请教。误会是对对方的情况不了解，作出了错误的判断。

（2）忌使用不通行的称呼：有些称呼具有一定的地域性，比如山东人喜欢称呼"伙计"，但南方人认为"伙计"肯定是"打工仔"；中国人经常把配偶称为"爱人"，而在外国人的意识里"爱人"是"第三者"的意思。所以，称呼也要入乡随俗，尊重习惯。

（3）忌使用不当的称呼：对对方的称呼要谨慎、恰当。如果对方是公司的董事长,而你称他为经理,就会贬低对方的地位,是很无礼的。

(4)忌使用庸俗的称呼:有些称呼在正式场合不适合使用。例如,"兄弟""哥们儿"等一类的称呼,虽然听起来亲切,但显得档次不高。

(5)忌称呼外号:对于关系一般的,不要自作主张给对方起外号,更不能用道听途说的外号去称呼对方,也不能随便拿别人的姓名乱开玩笑。

知识链接

医疗服务用语禁忌

1.不可随意简称,或用床号代替患者姓名。如"4 床的完了""13 床吃药"。

2.忌高声大叫、争吵或夸夸其谈。

3.忌鄙视性称呼,如"胖子"。

4.忌当着患者的面谈论死亡。

5.忌当着患者的面相互指责。

6.忌泄露患者隐私。

7.忌说"不知道,去问医生"。

第二节 倾听的技巧

西方谚语说:用十秒钟时间讲,用十分钟时间听。中国也有句老话叫:说三分,听七分。戴尔·卡耐基说过:专心倾听别人讲话的态度,是我们所能给予别人的最大赞美。可见在语言沟通中,"会听"比"会说"更重要。自然赋予人类一张嘴巴,两只耳朵,就是要我们多听少说。医学研究表明,人类的耳朵在出生前就发挥功用了。

 案例及实践活动

案例 4-2-1　传说古代高丽虽然朝贡唐朝,但实际上内心怀有敌意,对唐朝不满。一次高丽国进贡了三个一模一样的小金人,个个光彩夺目,这让唐太宗非常高兴,欣然接受。为了试探大唐,高丽人出了一道题目问:"这三个小金人哪个最有价值?"大臣们左看右看,看了很长时间,完全一样,不分伯仲。于是,唐太宗和大臣们又想出许多办法,他们请珠宝工匠来检查,结果称重量、看做工都是一模一样的。怎么办? 使者还等着回去汇报呢。泱泱大国如果不能回答区区小国的提问,颜面何在? 最后,有一位退位的老臣说他有办法。皇帝将使者请到大殿,老臣胸有成竹地拿来了三根稻草,一根插入第一个金人的耳朵里,这稻草从另一边耳朵出来了;一根插入第二个金人的耳朵,稻草从嘴巴里直接掉了出来;把最后一根稻草插入第三个金人的耳朵,稻草进去后掉进了肚子,外面什么也没看见。老臣对唐太宗说:

"第三个金人最有价值!"皇帝恍然大悟,赞许地点了点头,使者也默默肯定了答案的正确性。

实践活动:1.你能从这一故事中体会出为何第三个小金人最有价值吗?

2.小组讨论:高丽小国制造这样的朝贡小金人并提问"这三个小金人哪个最有价值"的用意是什么?

案例 4-2-2 A护士在巡视病房时看见患者小张在哭,立即上前询问:"怎么了?哪里不舒服吗?""没事,就是有点儿想孩子。"小张喃喃地说。"这样呀,别着急,等病好了,就可以回家看孩子了。"未等小张回复,A护士径直走出了病房。

B护士握住小张的手,帮她擦干眼泪,细声询问,引导小张说出哭泣的原因。小张絮絮叨叨地说出原委,原来家里有个2个月大的孩子,由母亲照看,母亲年岁也不小了,这段时间一个人照看孩子,本来身体就不是很好,加之照顾孩子辛苦,结果母亲生病了。自己又在住院,不仅帮不上忙,马上还要手术,孩子那么小……"都怪我身体不争气,生病手术让一家老小跟着受罪。"深深的自责让小张产生了巨大的心理压力,眼泪不停地流着。B护士一直静静地听着小张的诉说,明白了小张心疼母亲、担心孩子,自责不能照顾老人、孩子,可能还需要家人照顾的复杂心情,不时轻轻地安慰着小张,稳定着小张的情绪并告诉小张,她做手术时,正好是自己值班,让小张放心,有什么事自己会多帮帮她。

第二天,护士长进行护患沟通满意度调查,B护士得到病房内所有患者的好评。

实践活动:1.小组讨论:结合案例,分析B护士能得到病房内所有患者好评的原因。

2.角色扮演:扮演患者的同学分享一下A、B两名护士的做法有何不同。

案例 4-2-3

场景一

"累死我了,一下午谈了三批客户,最后那个女的,挑三拣四,不懂装懂,烦死人了。"妻子累得一下子坐到沙发上。"别理她,跟那种人生气不值得。"丈夫眼睛盯着电视,随口说着。(给妻子出主意)"那哪儿行啊!顾客是上帝,是我的衣食父母!"(觉得丈夫不理解自己,烦躁)"那就换个活儿干呗,干吗非得卖房子呀?"丈夫继续看着电视。(接着出主意)"你说得倒容易,现在找份工作多难啊!甭管怎么样,每个月我还能拿回家三千块钱。都像你的活儿,是轻松,可是每个月那几百块钱够谁花呀?眼看孩子就要上大学了,每年的学费就要万把块!"(觉得丈夫不理解,还说风凉话,开始抱怨)"嘿,你这个人怎么不识好歹?人家想帮帮你,怎么冲我来啦!"丈夫生气地站了起来,端起水杯,去书房玩电脑了。(也动气了)"帮我?你要是有本事,像隔壁小萍丈夫那样,每月挣个四五千块,那才是真的帮我。"(接着抱怨)"看着别人好,和他过去!不就是有几个臭钱吗?有什么了不起?!"(急了)

场景二

"累死我了,一下午谈了三批客户,最后那个女的,挑三拣四,不懂装懂,烦死人了。"妻子累得一下子坐到沙发上。"怎么回事呀?别生气,快坐下喝口水。"丈夫边说身体边向沙发的另一侧挪了挪,让妻子坐得更舒服些。同时认真地听着妻子叙述下午的工作经历。(把她平日爱喝的冰镇酸梅汤递过去)妻子说:"唉,挣这么几个钱不容易,为了孩子今年上大学,我还得咬牙干下去。"(感到了丈夫的理解与关切,继续宣泄心里的烦恼)丈夫说:"是啊,你真是不容易,这些年,家里主要靠你挣钱撑着,辛苦了!"(理解妻子,表达对妻子的感激,主动放低自己在家庭中的位置,肯定妻子对家庭的贡献)妻子说:"话不能这么说,孩子的功课、教育,没有你下功夫,哪儿能有今天的模样? 唉,我们都不容易。"(气全消了,抬高丈夫在家庭中的位置,维护丈夫的自尊,相互理解)

实践活动:1.小组讨论:说出上述案例中妻子的语言表述意思与内心表达的愿望。

2.在场景一与场景二中,哪对夫妻进行了有效的沟通? 他们形成有效沟通的主要因素有哪些?

3.学习倾听知识,自评一下,在日常生活中自己是一个善于倾听的人吗? 列举一件体现善于倾听的实例。

 学习支撑

一、倾听的含义

国际倾听协会这样对倾听定义:倾听是接收口头及非语言信息,确定其含义和对此作出反应的过程。倾听是全神贯注地接收和感受对方在交谈时发出的全部信息,并作出全面的理解。

二、倾听的过程

倾听不仅要把对方的话听完整,还要分析话中的重要信息,最后综合归纳出对方所要表达的真实意图,并形成条理化内容,便于理解和记忆。完美倾听需要以下"四步曲"。

(一)准备聆听

(1)给发出信息者以充分的注意。

(2)开放式态度。

(3)不要过早下定论。

(4)准备聆听与你不同的意见。

(5)从对方的角度着想。

(二)完整倾听

(1)完整地接收表达者的信息,需要专注,不能一心多用。

(2)不能随意打断对方的表达,不能随意插话,不要东张西望,应注视着对方的眼睛等。

重点:倾听的过程包括准备聆听、完整倾听、重点倾听、倾听的条理化。

(3)把对方表达的重要信息叙述出来并进行确认。

(4)接收信息时不要作评价、评论,尤其是负面的评论,不管对方是什么样的要求。

（三）重点倾听

(1)注意对方重复的话。

(2)识别无关的信息。

(3)留心不具体的信息。

(4)注意情绪产生的信息。

(5)注意不明确的信息。

(6)重视遗漏的问题,随时提出并求证。

（四）倾听的条理化

对重要信息进行综合归纳,找出问题的所在。完整地、有重点地、有条理地去接收对方用外部语言表达的内容。

三、倾听的作用

(1)倾听可获得重要信息。

(2)倾听能激发对方的谈话欲,提高沟通效力。

(3)倾听使对方感到被尊重、被欣赏,获得友谊和信任。

(4)倾听能发现说服对方的关键所在,是解决冲突、矛盾及处理抱怨的最好方法。

(5)倾听可以掩盖自身的弱点和不足。

四、倾听的技巧

（一）倾听中的提问

倾听中的提问是使交谈能够围绕主题持续进行的基本方法,是收集信息和核对信息的重要手段。提问的种类包括封闭式提问和开放式提问两种。

1.封闭式提问　封闭式提问又称有方向的询问,是一种将患者的应答限制在特定的范围之内的提问,患者回答问题的选择性很小。对方一般要作较为直接的回答,如"是""否""能""不能"等。

这种提问方式的优点:患者能直接坦率地作出回答,使医护人员能够在短时间内获得需要的信息,时间效率高。缺点:回答问题比较死板机械;患者处于被动角色,护士处于权威的主动角色;患者得不到充分解释自己想法和情感的机会,缺乏自主性;医护人员也难以得到提问范围以外的其他信息。封闭式提问经常应用于采集患者基本信息环节。

2.开放式提问　开放式提问又称没有方向的提问,提问的问题范围较广,不限制患者的回答,可引导其开阔思路,鼓励其说出自己的观点、意见、想法和感觉。开放式提问常以"为什么""能否"等提问词语进行引导。

开放式提问的优点：没有界定性，有利于患者开启心扉，谈出更真实的情况；患者自主选择讲话的方式及内容，有较多的主动权；医护人员可获得较多的有关患者的信息。缺点：需要较长的沟通时间。开放式提问在评估性沟通中尤其是心理评估中广泛应用。

（二）倾听中的反馈

1. 非语言反馈　神情、手势或身体动作最能反映是否在倾听。

（1）倾听的姿势：应面向对方，将身体稍倾向对方，保持放松、开放的姿态。

（2）倾听的表情：眼睛是心灵之窗，看着对方的眼睛，表示对他人的尊重。透过眼睛，可能会了解到对方心里无法用语言表达的想法。当对方在讲话时，保持与对方的目光接触，让对方感觉你在认真地听。如果观点一致时，则以微笑、点头表示认可或赞同；如果观点不一致时，可等对方发言完毕，再表达自己不同的看法。

（3）倾听的距离：距离代表沟通双方关系亲疏，在交谈中，要选择适当的距离。亲密距离：0.5 m以下。个人距离：0.5~1.0 m。社交距离：1.3~4 m。公众距离：4 m以上。

2. 语言反馈

（1）使用不同的字眼重复：倾听的过程中，可适当地使用不同的字眼重复。例如，患者："我打了好几次电话，可一直没有答复。"护士复述："您打过电话过来还没有得到答复，是吗？"或"我确定一下您的意思，我觉得您是对两件事担心，一是……二是……"或"听起来您的意思是……"或"您觉得……"。

（2）改变话题：适当改变话题也是有效语言反馈的方式之一。如"您刚才介绍了苹果的许多优点，那您认为橘子怎么样？"

（3）适当提问：在交谈中，可适当地提问，恰当的提问往往有助于提升沟通效果。①提问的数量应少而精，太多的问题会打断讲话者的思路，改变谈话的主题。因此，掌握提问的数量和质量是至关重要的。②提问应紧紧围绕谈话内容，是为了进一步澄清、核实谈话内容提问。不应漫无边际地提一些随意、不相关的问题，不相关的问题很容易分散谈话者的注意力，导致交流主题不鲜明，内容凌乱无序，影响交流效果。

（4）重新组合：在保证对方原意完整的基础上的一种沟通技巧。可检验接收者是否听懂了对方的意思，同时可以使讨论继续下去，使那些原本没有理解的或者是没有听见的人重新跟上发言者的表述节奏。

（三）倾听的方法

1. 创造良好的倾听环境　环境因素是影响倾听效果的重要因素之一。倾听的环境因素包括客观环境因素和主观环境因素。倾听宜选择适宜的时间和地点，排除客观环境因素的影响，同时根据需要控制主观环境因素对倾听的影响，如交谈双方的情绪、态度等因素的影响。

2. 克服倾听者的障碍

（1）专注：排除干扰，集中精力，采取开放的姿势，积极预期。①与对方同步：当

重点：语言反馈包括使用不同的字眼重复、改变话题、适当提问、重新组合。

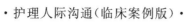

重点：克服倾听者的障碍的方法有专注、理解、记忆、反馈。

对方在讲话时，要专注倾听，与他的表达同步。不要总想着如何去应对，而忽略了对方所讲的内容。②保持好奇心：想耐下性子听别人说话，好奇心可以帮助你。在对方说话的短暂间隙，利用简短的话语来表达你对他所说内容的兴趣，如"真的吗？""请接着说！"。这能使对方心情愉快，愿意与你说话，使交谈气氛更融洽。③用眼神回应对方：在不便插话的时候，眼神的交流就显得很重要。这既表明你正在聆听对方说话，又能让对方从你的眼神中把握你的感受，以调整自己的谈话。所以聆听不光是耳朵的任务，还要让你的双眼更好地配合。

（2）理解：听清全部信息，注意整理出一些关键点和细节，克服习惯性思维，结合视觉辅助手段，注意观察对方的身体语言。不随便插嘴，这是交谈中基本的礼貌。当对方的某一话题还没告一段落或是还没请你发表意见时，千万不要自作聪明打断对方的话。即便有不同意见，也应耐心地把话听完，这样不但能更好地理解他人的见解，还能赢得他人的尊重。

（3）记忆：重复听到的信息，并同步记笔记。记录时，避免费尽力气想把演讲人说的所有话都写下来，或只记录那些自己感兴趣但不重要的信息，或干脆什么都不记。

（4）反馈：主动倾听离不开反馈。当已经对交谈内容作了复述和记忆时，可以客观地分享自己的想法、感受或感觉。反馈还能帮助对方知道其沟通的效果。适时向对方反馈，表示你在认真听，并且你可以给他提供建议和想法。适时地回应，能让对方明白你理解了对方表达的意思。但要注意，不要老是简单地回答"嗯""哦""啊"一类的词，倾听过程中长时间应用这些词不仅听起来单调，还会让对方怀疑你在敷衍他。可以改成"我明白你的意思了""这我了解了"等简短的句子，效果会大为改善。

3. 移情式倾听 学会聆听事实，也要注意聆听对方的情绪。每个人在讲述一件事情时，都带有感情，也就是表达者的情绪。情绪会影响表达，所以我们除了要聆听对方语言表达的意义外，还要注意对方的情绪，理解对方的弦外之音。移情式倾听表达的是对他人的关心，对他人所牵挂的事的关心，在深入了解对方的情绪和思想的基础上实现有效沟通。

（四）倾听的注意事项

重点：倾听的注意事项包括要全神贯注、要耐心细致、要有所呼应。

1. 要全神贯注 交谈双方应保持 0.5～1 m 的距离，面向对方，身体稍向对方倾斜。和对方的视线保持接触，但不宜长时间盯住同一个地方。表情平和，注意力集中，控制干扰因素。倾听过程中切忌东张西望、低头摆弄手中的物品、不停地变换体位、抖动双腿、频繁看手表等，这些行为都会传达给对方一种信息，即信息接收者很忙、对谈话内容不感兴趣等，使信息发出者感到未受重视而心生反感，降低交谈兴趣。同时，要注意观察信息发出者的肢体语言及副语言，听出其言外之意，以便能更好地全面理解谈话内容。

2. 要耐心细致 耐心倾听对方诉说，不可轻易地打断谈话，如需要打断对方讲话，应先给予抱歉，并说明打断的原因。如"对不起，我能打断一下吗？您刚才说的不舒服，能否具体描述一下怎么不舒服吗？"当对方表述不清或内容乏味时，切忌烦躁或责怪。当与对方的观点有异议时,切忌情绪化的反驳或争吵。如"好了,好了,我知道了!""我是护士,到底是我懂的医学常识多还是你懂的多?"等,这些话往往扰乱了说话者的正常思路,并且会使对方感到缺乏必要的尊重,影响沟通的顺利进行。

3. 要有所呼应 在交谈过程中,要让说话者感觉到你在听他讲话,需要有适当的回应,切忌漫不经心。可以是语言回应,如"嗯""对""我能理解"等语句,也可以是非语言回应,如点头、微笑、手势等积极的反应,这些回应能有效地激发沟通者的兴趣和信心,使沟通得以顺利进行。

知识链接

咬文嚼字——"聽"

在古汉语中,听的写法为"聽"。从字面上分析,首先是偏旁中的"耳",指的是语言中的信息大多是通过耳朵获取的,语速、语气、语调的变化都能体现出一定的信息,捕捉这些微小的变化都要依靠耳朵。但是,仅仅用耳朵倾听是远远不够的,还需要全身上下积极配合,共同来捕捉和解读对方传达的信息。其次是在偏旁"耳"的下面有个"王",指的是在倾听的过程中,要关注对方,以对方为主。在部首右边,有个"四",这是"目"的异体写法,代表眼睛,指的是在倾听的过程中一定要用到眼睛,通过眼睛可以和对方保持目光上的交流,传达一些微妙的思想和情感。观察对方的身体姿势,也能分析出一些有用的谈话信息。同时,在字的右下方,还有一个"心",指的是听不仅仅是外在器官的参与,更是内心的关注,要用心体察对方的真实意图,这样才能明白对方话语的意思。

第三节 护理工作中的语言沟通

案例及实践活动

案例 4-3-1 患者,王某,男,71岁,农民。诊断:尿毒症。拟于次日上午9:00行肾移植手术。主管护士小何上夜班,给患者行术前准备,并介绍手术前的注意事项。在饮食方面,小何告诉患者说:"因为明早手术,您今天晚饭后到明天手术前不能吃饭,如果吃了,就不能手术了。"患者点点头,表示听清楚护士的意思了。术前,手术室巡回护士常规询问:"您吃东西了吗?"患者非常自豪地说:"我可听你们护士的话了,从昨晚到现在没吃一口饭,只吃了一碗面。"护士哭笑不得,立即通知医生,手术延期。患者王某感到委屈和不解,说:"护士只说不能吃饭,没说不能吃面、不能喝水呀,我肚子饿了,不吃东西怎么能经受手术?"

实践活动:1. 角色扮演:体会护理工作中护士与患者语言沟通的技巧。

2.小组讨论:分析护士小何在与患者沟通中存在哪些问题。

3.简述护士一般性语言修养内容有哪些。

案例 4-3-2 患者,胡某,男,49岁。入院诊断:肝癌晚期伴骨转移。全身疼痛,肌内注射强痛定止痛,效果不明显。医嘱肌内注射生理盐水 2 mL,即刻。

马护士:胡先生,好些了吗?

胡先生:哎哟,痛死我了,干脆死了算啦。

马护士(语气坚定):别着急,现在医生要给您打一针效果比较好的止痛药,以前的患者用过这种药后都止了痛,相信您用后也会有非常明显的止痛效果。

胡先生顺利地接受注射,半小时后,马护士来到病床前。

马护士(关心地):胡先生,好些了吗?

胡先生:好些了,多谢你们。

实践活动:1.角色扮演:体会护士沟通技巧的应用。

2.小组讨论:马护士在与患者沟通中运用了什么技巧?

3.简述护士专业性语言修养有哪些。

案例 4-3-3 肿瘤患者放疗时,每周常规检测血常规一次。有些患者考虑到抽血对身体的危害,拒绝抽血检查。

一次,护士小刘走进4床房间,说:"王大嫂,今天该抽血检查了!"

患者拒绝:"不抽,我都这么瘦了,没有血了,不抽了!"

小刘耐心地解释:"抽血是因为要检查骨髓的造血功能,看看治疗效果。不检查医生就不知道白细胞、红细胞、血小板等这些血象的基本情况。如果血象太低了,就不能使用现在的药物继续做放疗了,如果继续放疗会发生危险的。"

患者(好奇):"如果降低了,能怎么办呢?"

小刘说:"降低了,医生会根据您具体的检查结果调整治疗方案,保证您继续治疗。您看,别的病友都抽了! 一点点血,对您身体影响不大。"

患者(被说服了):"好吧!"

实践活动:1.小组讨论:具体分析小刘的哪些话发挥了作用,转变了患者不想抽血检查的想法。

2.小组讨论:如果你是小刘,你会如何与该患者沟通? 写出沟通具体方案并通过角色扮演检验沟通效果。

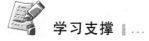 **学习支撑**

一、护士的语言修养

语言是护士综合素质的外在表现,它不仅会影响护士的人际关系,也关系到护士在人们心目中的形象。因此,护士的语言修养甚为重要。作为一名护士,不仅要有精湛的护理技术操作水平,更重要的是还要有良好的语言修养,有"防病治病,实行社会人道主义,全心全意为人民的身心健康服务"的社会主义医德,这样才能使患者感到舒心、安心、放心,从而增强战胜疾病的信心,解除或减轻患者的痛苦。这

NOTE

就要求我们每一名护士,都应提高自己的语言艺术水平,养成良好的语言修养,更好地服务于患者。

(一)一般性语言修养

1. 词汇要通俗易懂 只有信息接收者充分理解信息发出者发出的信息时,才能形成有效沟通。因此,护士在与患者交谈时,应选用患者易懂的语言,用词要朴实、准确,注重口语化,忌用医学术语或医院常用的省略语。

2. 语义要准确 语义的基本功能在于表达人们的思维活动,词能达意。人们用语言表达某一事物时,含义要准确才能正确传递信息。

3. 语音要清晰 语言本身是声音的组合,要人听得清、听得懂,才能交流信息、沟通思想感情。护士应讲普通话,吐字清晰,让对方听明白。

4. 语法要规范 语言要符合语法要求,不能任意省略颠倒。作为护士,还要特别注意语法的系统性和逻辑性。

5. 语调要适宜 我们说话内容的表达在一定程度上借助于说话的方式,即语调的轻重。这些语言中的声和调统称为副语言。说话者的副语言可以神奇般地影响信息的含义。

6. 语速要适当 谈话的速度可以影响护患间的沟通效果。护士在与患者交谈时,说话不能太快,太快会影响语言的清晰度和有效性。特别是与老年人沟通时,更应有意识地降低说话的速度。

(二)护理专业性语言修养

1. 护士语言的规范性 护士的语言一方面要能表达对患者善良的意愿与同情,还要注意语言的规范性及科学性。护士的语言要清楚、精练、明确。向患者传达护理意图、进行健康教育时,尽量应用通俗易懂的语言,避免使用患者听不懂的医学术语,以免引起不安心理和误解。护士在交接班、报告工作或向患者交代问题时,应把事情发生的时间、地点、过程、变化、因果关系等讲明白,并且要求概念清晰、层次清楚。

2. 护士语言的治疗性 语言具有暗示和治疗功能,语言是神经系统的特殊刺激物,它能影响人的健康。护士的语言与患者的健康关系密切。美好的语言不仅使人心情愉快,感到亲切温暖,还有治疗疾病的作用。护士每天与患者接触,要注意发挥语言的积极作用。如果护士不恰当的语言引起患者的不愉快、不满意甚至愤怒、恐惧、忧郁等负性情绪,这些负性情绪对疾病的恢复会产生消极的影响,甚至会导致病情加重。反之,如果护士的语言能使患者得到心理上的慰藉,产生积极的情绪体验并保持轻松愉快的心境,对患者恢复健康会起到积极的作用。

3. 护士语言的情感性 情感是有声语言表达的核心支柱。护理人员在与患者交谈时,要注意语言的情感性,使患者感到温暖。情感性的口头语言应该真诚、质朴,切忌渲染和夸张。

4. 护士语言的审慎性 护理工作的严谨性要求护士在护理实践中不仅要慎行,也要慎言。不是什么都可以直截了当地讲给患者听,特别是涉及诊断、治疗、预后等问题时,说话尤其要谨慎。

5.护士语言的礼貌性 护理人员礼貌用语反映护士职业修养。在护理服务中要做到"七声":患者初到有迎声,进行治疗有称呼声,操作失误有歉声,与患者合作有谢声,遇到患者有询问声,接电话时有问候声,患者出院有送声。应用"七声"传达对患者的尊重。

6.护士语言的知识性 护士语言的一个重要功能就是健康知识的传递。如护士通过交谈使糖尿病患者了解饮食治疗的注意事项及并发症预防的具体措施等。

7.护士语言的委婉性 当需要传递一个恶性消息时,使用委婉的语言能够缓解恶性消息对信息接收者的刺激。临床实践中,护士一方面要尊重患者的知情权,另一方面又不能过于直接地表达恶性消息以免刺激患者,有技巧地使用一些委婉性语言不失为一个较好的解决之道。

8.护士语言的严肃性 护士在与患者交谈时,既要使患者感到温暖,又要保持一定的严肃性。其目的是保持护理工作的严肃性和护士自身的尊严。

二、护士语言沟通技巧

重点:护士语言沟通的开场技巧:自我介绍式、问候式、关心式、夸赞式、言他式。

（一）开场技巧

在护理工作中,初次与患者交谈的开场技巧运用是否恰当,直接关系到患者对护士的第一印象,继而影响护患关系及护患交谈的结果。因此,与患者首次交往的开场白是形成良好印象的基础。在开始交谈时,护士应首先礼貌地称呼对方,介绍自己。此外,应向患者说明本次会谈的目的和大致需要的时间,告诉患者交谈中收集资料是为了疾病治疗的需要,告诉患者在交谈过程中,希望他随时提问和澄清疑问。可根据不同情况采取自我介绍式、问候式、关心式、夸赞式和言他式等开场白。

1.自我介绍式 如"您好,我是本病房的责任护士,我叫××,您今天刚入院的吧? 刚入院会有些不适应,您有什么要求尽管告诉我,我会尽全力提供帮助的"。

2.问候式 如"早上好,昨晚睡得好吗? 您今天感觉怎样?"

3.关心式 如"今天气温突然下降,您要及时穿衣保暖,别着凉了"。

4.夸赞式 如"您今天气色不错,看上去很有精神""您的手真灵巧,制作的作品真好"。

5.言他式 如"这花真香,真好看,一定是您的朋友送来的吧?"

（二）提问的技巧

提问在治疗性交谈中具有十分重要的作用,它不仅是收集信息和核实信息的手段,而且可以引导交谈围绕主题展开。开放式提问和封闭式提问两种提问方式在访谈中常交替使用。提出问题时,应注意以下技巧。

（1）一次只问一个问题。

（2）把问题说得简单、清楚。

（3）根据患者的背景,用他(她)能了解的语言提问。

（4）尽量少问"为什么"。通过询问患者的感觉或症状,了解患者的真正需要。

应注意选择开放式问句,抓住关键词。如"您感觉怎样?""有什么不舒服吗?""您认为如何?"等问题,可以给患者创造讲话的机会,拓宽交谈的范围。

(5)尽量少问只用"是"或"不是"就能回答的问题。如果只是问"您肚子疼吗?""今天是不是好些了?"等这样的问题,对方只需回答"是"或"不是",往往会局限交谈的广度,属于封闭式提问,不利于全面、系统地了解患者的信息。

(三)解说的技巧

患者在生病后,出于对自己身体的关心,常常有许多问题或疑虑需要咨询专业人员,护士在回答患者提问时,常常会运用阐释和解说技巧。

1. 倾听 尽力寻求对方谈话的基本信息,包括语言的和非语言的内容。

2. 理解 努力理解患者所表达的信息内容和情感。

3. 讲述 用简明、易懂、科学的语言回答患者的提问。

(四)安慰的技巧

患者通常容易对自己所患疾病产生一些顾虑和担忧,或将疾病看得过于严重而引起害怕和不安。因此,护士应针对不同患者选用不同的安慰性语言,使新患者消除陌生感,使恐惧的患者获得安全感,使有疑虑的患者产生信任感,使紧张的患者能够放松,使有孤独感的患者得到温暖。应用安慰性语言鼓励患者树立抗病意志和信念。

(五)说服的技巧

护理实践中,护士常常会遇到一些"事与愿违"的事,不利于患者疾病的康复。因为考虑问题的角度不同,人们会选择有利于自身的行为来维护自己的权益,而这些行为可能影响疾病的康复。如糖尿病患者喜吃甜食的问题。护士在说服过程中,一定要避免使用命令、强制、指责性的语言。如"你不能这样做!""你必须抽血!""谁让你这样做的? 真无知!",这些语言不利于沟通的有效进行。

(1)当患者在医疗护理过程中出现愤怒时,护理人员千万不能以怒治怒,应先安抚患者,平复患者的过激情绪,利用"您先别生气,我相信会有好的解决方法的!""生气不利于您身体的康复!"等语言规劝患者。待患者情绪平复后,再讨论分析具体问题,并采取有效措施加以解决,满足患者的合理要求。

(2)当患者不合作时,护理人员切忌一味地指责患者或表示不满,要认真分析患者不合作的原因。患者出现不合作的原因可能是经济原因,也可能是对治疗方案的不认可,还有可能是对疾病治疗失去信心等。根据不同原因,采用相应的方法,取得患者的合作。

(3)当患者对护士的说服态度冷漠时,通常是以下三种情况。

①患者心不在焉或专注做其他事情,忽略了护士的存在。此时,护士可以说:"您先忙,过会儿我再来!"同时,护士应让患者明确了解到,护理工作所有的出发点都是为了患者的疾病早日康复。

②患者对某护士的言行不认可,虽然没有明确表达出来,但耿耿于怀。此时,护士应察言观色,积极反省,主动与患者沟通,使患者感受到护士的责任心和爱心,

前嫌自然消失。

③患者病情恶化时,会情绪低落、沉默寡言、态度冷漠,对各种说服漠不关心。此时护士应理解患者,更加体贴、关心患者,为患者做好各项治疗和护理,操作应尽可能集中进行,动作要轻柔,减少对患者过多的干扰。

(六)结束的技巧

在结束交谈时,护士应把交谈的内容小结一下,并征询患者意见以核实其准确性。同时可以约定下次交谈的时间和内容。

1.结束交谈的时机 结束交谈要把握好时机,要给予对方暗示,不要突然中断交谈,要恰到好处地掌握结束时机。

2.结束方式 可采用多种结束语结束交谈,如道谢式结束语、关照式结束语、道歉式结束语、征询式结束语、邀请式结束语、祝颂式结束语等。

三、护士与患者沟通的常用语言

护士通过与患者交流,给患者温暖、安慰、鼓励,排除患者心理负担及不良的心理刺激,从而建立起治疗的信心及与疾病斗争的勇气,使其早日康复。在护理工作中,护患沟通最常用的语言有安慰性语言、劝说性语言、暗示性语言、指令性语言、鼓励性语言等。

(一)安慰性语言

护士使用安慰性语言,能消除患者对疾病的恐惧,增加患者的安全感,激发积极的情绪,有利于疾病的康复,所以护士应当学会使用安慰性语言。例如,对刚入院的患者,护士主动说:"我是您的责任护士,我叫王××,您可以叫我小王。现在到医院了,您放心吧,医生、护士会随时关注您的身体情况的。"在早晨见到刚起床的患者时说:"您昨天睡得好吗?您今天气色真不错。"话虽简短,但患者听后能感到亲切、愉快。

(二)鼓励性语言

护士对患者的鼓励,实际上是对患者的心理支持。它对调动患者的治疗积极性,增强战胜疾病的信心是非常重要的。所以,护士应当学会对不同的患者使用不同的鼓励性语言。比如,对新入院的患者说:"您的病在这里是常见病,比您重得多的都治好了,您放心吧!"对病程中期的担心治疗效果的患者则说:"治病总得有个过程,病去如抽丝,相信您很快能好起来!"对即将出院的可说:"您现在恢复得真好,出院后要注意休息。"曾有一名 23 岁的男青年,因公负伤,当从昏迷中苏醒过来时,发现自己右半身活动困难,疑为偏瘫,极为悲痛,屡次想要自杀。护士为此加强了监护,同时应用鼓励性语言:"你年轻,身体基础好,新陈代谢旺盛,只要积极配合治疗,加强功能锻炼,一定会有满意的效果。"热情的鼓励使这名青年增强了生活的勇气,结果恢复良好。后来他经常来看望那位护士,感谢护士的几句话救了他一条命。

重点:护士与患者沟通的常用语言包括安慰性语言、鼓励性语言、劝说性语言、暗示性语言、指令性语言。

（三）劝说性语言

劝说性语言是患者出现与疾病康复不协调的行为时，为纠正患者的不当行为所采用的语言表达方式。如一位 52 岁的男性早期胃癌患者，因害怕手术，宁肯速死也不肯做手术。家人再三劝说无效，万分焦虑。护士得知后，用治愈的病例为依据，积极劝说患者，患者很快同意了手术。

（四）暗示性语言

暗示是语言、寓意创造的一种非药物的治疗，是心理治疗的方法之一。有时暗示能带来优于药物作用的效果。积极的暗示性语言可以在无意间影响患者的心理。比如，看到患者精神比较好，暗示说："看您气色越来越好，这说明治疗效果很好。"对挑选医生治病的患者说："××医生虽然年轻，可他对这种病的治疗有丰富的经验，之前一位危重患者就是他治好的。"给患者送药时说："大家用了这种药效果都很好，您吃了效果肯定也不错。"

（五）指令性语言

当患者不具备医学知识或者医学知识相对缺乏时，护士采用一种灌输式方法将疾病和健康保健知识内容教给患者，使其配合医护人员工作，以达到康复目的的一种语言表达方式。由于疾病或治疗的需要，患者必须遵照规定执行，护士往往使用指令性语言传达信息。比如：做精细的处置时指令患者"保持现在的姿势，不许动"；患者必须空腹抽血或检查时，指令患者"不得进食"；静脉输液时指令患者"不得随便调节速度"；告诉肾脏和心脏疾病患者"一定要低盐饮食"等。护士在表达这种言语时，要让患者明确这样做的科学性和必要性，了解一旦违背规定的严重后果。

四、护士语言沟通的注意事项

（一）护士口头语言沟通禁忌

1. 命令式 护士忌以上级的语言要求、命令患者。

2. 训斥式 护士忌以训斥的口气教育患者及患者家属。

3. 冷漠式 护士忌对患者表情冷漠，使患者不知所措。

4. 含糊式 护士忌对患者询问闪烁其词，如"我不清楚，你问医生去"或"做有危险，不做也有危险，你自己看着办吧"。这种态度是不负责任的表现，会增加患者的思想负担，甚至贻误治疗良机。

5. 随便式 护士在与患者及家属交谈的过程中忌过于随便，语言缺乏严谨性和科学性，影响患者情绪和信心，有的甚至会引起医疗纠纷。

6. 讽刺式 护士忌挖苦、讽刺和嘲笑患者，伤害患者自尊心。这是缺乏护理职业道德的表现，是工作中明令禁止的行为。

7. 偏心式 护士忌根据自己的好恶，决定对待患者的态度。这不是一个合格护士应有的职业态度。

（二）提问时应注意的问题

1.避免连续提问　应给患者思考的时间,避免因连续提问使患者应接不暇,从而使患者感到疲倦。

2.注意温暖性原则　护士在询问中不仅仅是提问,在提问过程中要传递护士的温暖与关爱。

3.遵循中心性原则　提问应围绕交谈的主题内容有层次、有条理地进行。

（三）语言沟通结束时应注意的问题

（1）切忌在患者谈兴正浓、情绪高涨时突然终止谈话。

（2）不要勉强将话题拖长。

（3）留意对方的暗示。

（4）微笑是结束谈话的最佳句号。

学习检测

一、名词解释

1.语言沟通

2.倾听

3.口头语言沟通

4.书面语言沟通

二、填空题

1.在护理工作中,护患沟通最常用的语言有_____、_____、_____、_____等几种。

2.护士倾听时应做到_____、_____、_____。

3.语言沟通的类型包括_____、_____。

4.护士言谈技巧中的提问技巧,将提问的方式分为_____和_____。

5.倾听的注意事项包括_____、_____、_____。

三、选择题

1.患者,男,75岁,因肺炎入院治疗。患者听力严重下降,护士在与其沟通过程中哪项做法不妥?（　　）

A.让患者用点头或摇头来回答问题

B.让患者看见护士的面部表情和口形

C.进行适当的小结

D.用手势和面部表情辅助信息的传递

E.可以通过触摸加强沟通的效果

2.一位护士在与患者的交谈中,希望了解更多患者对其疾病的真实感觉和治疗的看法。最合适的交谈技巧为（　　）。

A.认真倾听　　　　　　B.仔细核实　　　　　　C.及时鼓励

D. 封闭式提问　　　　　E. 开放式提问

3. 良好的语言能给患者带来精神上的安慰,体现了语言的(　　)。

A. 广泛性　　B. 保密性　　C. 规范性　　D. 情感性　　E. 通俗性

4. 在护患交谈过程中,为了给自己提供思考和观察的时间,护士可采用的最佳技巧为(　　)。

A. 倾听　　　B. 核实　　　C. 鼓励　　　D. 沉默　　　E. 患者重述

5. "这种药的治疗效果非常好"属于护士与患者沟通常用语言的(　　)。

A. 安慰性语言　　　　　B. 鼓励性语言　　　　　C. 劝说性语言

D. 指令性语言　　　　　E. 暗示性语言

四、简答题

1. 简述护理人员专业语言修养的内容。

2. 简述书面语言沟通的优点。

3. 简述倾听的作用。

(苏晓云)

第五章　护理工作中的非语言沟通

学习目标

知识目标：
1. 简述非语言沟通的概念及特点。
2. 说出非语言沟通的作用。
3. 叙述非语言沟通的类型及表现形式。
4. 列举护理工作中的非语言沟通技巧。

能力目标：
1. 能够通过案例分析，认识非语言沟通在日常工作和生活中的作用。
2. 运用本章理论，总结护理工作中的非语言沟通类型。
3. 归纳在护理工作中如何运用非语言沟通技巧。

素质目标：
在护理实践中，养成重视非语言沟通的沟通素养。

第一节　非语言沟通概述

非语言沟通是伴随着人类社会产生和发展起来的一种传递和交流信息的手段。自原始社会开始，人类在长期谋求生存和相互之间自然的交往中，为了弥补当时语言沟通的不足，不断接受大自然及现实生活的启示，逐渐形成了一些能够传递和交流信息的非语言沟通符号。如我国古代用烽火传递战况信息，为指挥者提供决策依据。

 案例及实践活动

案例 5-1-1　三国时期，诸葛亮因错用马谡，失掉战略要地街亭。随后魏将司马懿率领 15 万大军向其所在的西城蜂拥而来。当时，诸葛亮身边只有一班文官和 2500 名士兵在城里，没有一名大将。而当司马懿的先头部队到达城下时，发现四个城门大开，并且每个城门内的百姓都在洒水扫街。诸葛亮则身披鹤氅，头戴纶巾，在望敌楼前镇定自若，笑容可掬，焚香弹琴。见此场景，司马懿的士兵不敢轻易入城，便急忙返回。司马懿听到返回士兵的报告后，便令三军停下，亲自前去观看。

就在离城不远处,他看见诸葛亮泰然自若地坐在城楼上弹琴。身旁的两个书童一人手捧宝剑,另一人手持拂尘。城门里有20多个百姓模样的人在低头洒扫,旁若无人。司马懿看后,疑惑不已,他来到中军下令军队撤退。司马昭疑惑:"莫非是诸葛亮家中无兵,故意弄出这个样子来?父亲您为什么要退兵呢?"司马懿说道:"诸葛亮一向谨慎,不曾冒险。如今却将城门大开,里面一定有埋伏。如果我军进去,岂不中了他们的计?还是快快撤退吧!"于是司马懿的各路兵马都退了回去。

实践活动:1.小组讨论:司马懿为什么会认为诸葛亮在城中有埋伏?

2.分析非语言沟通的重要性。

案例5-1-2 一天,路人甲走进一家饭店,点了几样下酒菜,便不慌不忙、一盅一盅地喝起酒来。他长相斯文,举止文雅,吃罢掏出纸巾将嘴擦净。但摸摸口袋,寻找许久发现没有带钱,便面露难色地对店主说:"老板,实在抱歉,今天出门忘记带钱,我现在马上回去给您取。麻烦您先给我记个账,可以吗?"店主连声说:"好的,不碍事,改日送来就行!"没过多久,路人乙也走进这家饭店,点了一桌酒菜,便狼吞虎咽地吃了起来。不仅端起酒瓶直往嘴里灌,还把脚踩在了旁边的凳子上。吃完用袖子擦擦嘴,冲店主说:"老板,今天我忘了带钱,改天给你送来!"说边说边往店外走。店主脸色一变,生气地拦住他:"不行,吃完饭怎么能不给钱?"

实践活动:1.小组讨论:分析路人甲和路人乙的举止言谈有何区别?

2.讨论案例中的两人同样是吃完饭不给钱,为什么店主会区别对待?

学习支撑

一、非语言沟通的含义

俗话说,眼睛是心灵的窗户。眼睛可以反映人们内心对外部世界最真实的感受。微笑是个人的名片,是人们对外部刺激的真实感受。由此可以看出,非语言表达形式在日常交往中具有多么重要的地位。非语言沟通通常指以表情、手势、眼神、触摸、空间、时间等非语言为载体所进行的信息传递。人们可以通过身体的不同动作、面部的不同表情、触摸的轻重不一、声音的不同音调、衣着的不同装扮、符号的不同标志等非语言符号表达自己的情感、态度和意向。

二、非语言沟通的类型

非语言沟通因为其内容和方法较多,故其分类方法在不同的历史时期、专业门类、研究领域各不相同。可以简单地把非语言沟通分为无声沟通和有声沟通。无声沟通是指身体各部位的动作姿势和表情,以及其他一些环境因素的非语言沟通方式,包括通过肢体语言、装饰语、时空环境等进行的沟通;有声沟通是指通过发音器官或身体的某部分所发出的非语言性声音而进行沟通的方式,包括辅助性语言沟通和副语言沟通。下面介绍几种主要的沟通类型。

重点:①非语言沟通是伴随着人类社会产生和发展的一种传递信息和交流信息的手段。②非语言沟通通常指以表情、手势、眼神、触摸、空间、时间等非语言为载体所进行的信息传递。

（一）身体动作

肢体语言是指在人际沟通活动中具有信息传递功能的人的躯体、四肢动作态势，它是人们常用的一类非语言沟通符号。在人际沟通过程中，人们的举手、投足、低头、弯腰等不同的动作，都能表达不同的含义，传递不同的信息。

日常生活中采用身体动作来表达个人情绪十分普遍，不论种族、年龄、性别、身高等。常见的有互相击掌表示胜利、跳跃表示兴奋、跺脚代表生气、耸肩表示无奈、捶胸代表痛苦，等等。

（二）面部表情

面部表情是表现在人体颈部以上各部位的情感体验反应，是人们思想感情的一种自然外露特征，它能够真实地显示出人们的心理活动变化，是非语言沟通中最丰富的内容。在人际沟通过程中，沟通双方最易被观察的区域莫过于面部。由于面部的神色是心灵的反映，能够敏锐地传递感情、想法和目的。因此，面部表情是人的心理状态的外在表现，是我们最常用的非语言沟通方式，人的基本情感及各种复杂的内心世界都能够从面部真实地体现出来。

面部表情可以表现出不同的心态，如感兴趣、快乐、惊奇、讨厌、不满、羞涩等，特别是性格直率的人，其面部表情能让周围的人们清楚地辨别出他的高兴、悲伤、愤怒、轻视、恐惧等情绪。因此，谈话时，人们大都会认真地观察对方的面容。

（三）服饰仪态

1.服饰　服饰是人们穿着的服装和佩戴的饰品的总称，是仪表的重要组成部分，也是人际沟通活动中具有重要作用的一种标志性沟通符号。人们通过服饰、服装、美容化妆和其他用来装饰身体的东西传递丰富的信息，称为装饰语。

在人际沟通过程中，服饰传递信息的速度远远快于其他任何沟通符号。一个人的衣着服装可透露他的职业、社会地位、兴趣、爱好、年龄、知识水平、文化修养、风度气质、信仰观念以及生活习惯，成为人自身的一种延伸。所谓"视其装而知其人"，意大利影星索菲亚·罗兰曾说："你的衣服往往表明你是哪一类型，代表你的个性，一个与你会面的人往往自觉地根据你的衣着来判断你的为人。"例如，穿西装、打领带的人会给人正经、规矩、严肃的感觉，而穿休闲装的人会给人随意、不受约束的感觉；穿着整齐、衣服平整的人显得细心整洁，而穿着脏乱、衣裤褶皱多的人就显得邋遢。总之，服饰作为一种特殊的沟通符号，在交际中更具有吸引力，甚至能够体现出语言所难以表达的信息。

2.仪态　仪态又称体态，是指肢体语言不断变化所呈现的状态，例如坐姿、站姿，点头、摇头，耸肩、前俯后仰和手脚摇摆的姿态。在沟通中，人们的一举一动，都能体现特定的态度，表达特定的含义。优美的仪态能反映出个人良好的思想意境和情感世界，并能成为调动他人情绪的有力手段，也最能表现出不凡的风度。

（1）仪态可以表达情感、性格等个人修养。我国传统文化很重视人们在交往中的仪态，自古就有"站有站相，坐有坐相""站如松，坐如钟，行如风"等说法。仪态被认为是一个人是否有教养的表现，同时它能够表达一个人的情感和精神状态。例如,当人心情愉快时,会表现得眉飞色舞、步履轻盈;当人心情沮丧时,则会动作迟缓、双肩垂下;当一个人生气时,两臂常常交叉于胸前或双手叉腰;人在焦虑时,往往双唇紧闭、紧锁眉头,显得生硬和紧张。此外,一个人的行走仪态能显示出其性格。如意志坚定的人走姿通常很稳健;急躁、匆忙的人走姿就敏捷、迅速;胆怯、自卑者的走姿则是犹豫不决。

(2)仪态可以表达一个人是否谦逊、友好、蔑视、厌烦、急躁等。在两人交谈过程中,身体略微倾向于对方,表示热情和兴趣;微微起身,表示谦恭有礼;身体后仰,显得放松和轻慢;侧转身子,表示厌恶和轻蔑;背朝对方,表示不屑理睬。

(3)仪态可以表示认同、从属、占有等特定含义。一个人在与地位高于自己的人交往时,由于内心紧张、拘谨,身体各部分肌肉会绷得紧紧的。而一个人的姿势如果被较多的人模仿,此人一定是某个群体中的实力人物或众人崇拜的对象,如明星。同时,手臂与双手的动作也尤为重要,柔和的手势表示友好、商量,强硬的手势则意味着"我是对的,你必须听我的"。

(四)副语言

副语言,又称为类语言,是指有声而无固定意义的语言外符号系统,是一种伴随性语言。它属于功能性发声,不分音节而发出的声音,诸如哭声、笑声、哼声、叹息、咳嗽、掌声、呻吟、打喷嚏、打哈欠以及各种叫声。这些声音有的是情绪的自然流露,有的则是为了增强情感程度。同一种体态,伴随副语言的比不伴随副语言的信息量大、情感度高。

在人际交往中,熟悉和掌握副语言有助于通过声音来判断对方的情绪,了解对方的需求,以便能及时作出反应,实施有效的沟通。例如,呻吟是一种人们在身体不舒服时的自发性声音,能体现其发病程度和心理感受;叹息是人们忧虑情绪的表达,也可作为同情某人的一种反馈;笑声则是个体激动、兴奋、愉快的一种有声表达;掌声表示的是高兴、欢欣、赞成、鼓励等情感。

知识链接

"握手礼"的由来

在刀耕火种的年代,人们拿着棍棒或石块去捕获野兽,与其他部落的人进行争斗。发展到后来,当他们在路上遇到陌生人时,若大家都无恶意,便扔掉武器,伸出手掌,让对方抚摸自己的掌心以表示友好。于是逐渐演变成了现在的"握手礼"。

三、非语言沟通的特点和作用

(一)非语言沟通的特点

概括起来,非语言沟通的特点主要表现在以下几个方面。

重点:①非语言沟通可分为无声沟通和有声沟通。②非语言沟通的主要类型有身体动作、面部表情、服饰仪态、副语言。③副语言,又称为类语言,是指有声而无固定意义的语言外符号系统,是一种伴随性语言。

1. 传承性 非语言沟通的形式作为一种信息载体,是由于社会历史文化的积淀而不断地传递与继承下来的。尽管现代人与古代人在非语言沟通形式上有所变异,但从其渊源来看,现代的各种非语言沟通形式大多是人类在长期的交往过程中为了更加适应现代人际沟通的需要经过不断地传承,而逐渐发展和完善起来的。

2. 民族性 不同的民族有不同的文化背景和生活习惯,因此决定了不同的民族具有不同的非语言沟通符号,从而形成了非语言沟通的民族性文化差异。例如,大多数人点头表示"是",而在印度、保加利亚、尼泊尔则相反,摇头表示"是"。可见,不同民族、不同文化习俗的人在沟通交流中应特别注意非语言行为的差别。

3. 共通性 非语言沟通有极强的民族性,但是它亦具有一定程度的人类共通性。与语言沟通相比,世界各国与民族之间非语言沟通的信息共享更强一些。有许多身体语言、情态语言为全世界大多数人所接受,具有普遍的适用性。例如,人们用握手、拥抱、亲吻来表达欢迎和喜爱;用哭、笑、怒这样的面部表情来表达自己的情感;音乐和舞蹈常常可以跨越语言障碍而实现人与人之间的非语言沟通与交流;迷路或者偶然闯入不同语言的人群环境时,简单的非语言沟通形式也能表达个人的需求。

4. 习惯性 一个人的非语言行为往往是对外界刺激的直接反应,会因在沟通过程中反复进行成为习以为常的无意识反应。例如,中国古代以擂鼓为进军指令,鸣金为收兵指令,将士们必须服从,以此反复演习操练。久而久之,将士们完全习惯其声,闻之则动,这就是通过非语言行为刺激所造成的习惯性理解。

5. 可信性 在日常生活中,如果某人表示自己对某物不屑一顾,而其眼睛却目不转睛地凝视此物时,周围人会认为他心口不一,说明他很在意此物。所以,当语言符号与非语言符号所代表的意义不一样时,人们更相信的是非语言符号。这是由于语言的表达更多地受理性意识控制,非语言符号则在很大程度上是无意识、发自内心、难以压抑和掩盖的。因此,非语言沟通更具可信性。

6. 模糊性 非语言沟通符号的含义很微妙,同样的行为举止在不同的场合、情境或人群中可以有不同的诠释,即多解性。例如:笑,有善意的微笑、无可奈何的苦笑、讥笑、冷笑等;点头这一动作可以表示"同意""知道了"或是打招呼。鉴于非语言沟通符号的模糊性,单纯使用就可能会给他人造成理解歧义。

7. 情境性 与语言沟通一样,非语言沟通形式的真实意愿表达也与当时环境有关。在特定的情境中非语言沟通能传递明确的信息,甚至代替语言沟通,而脱离特定的语境则可能表达模糊。因此,非语言沟通要考虑与真实环境背景的配合,才能使非语言符号运用得准确、适当。相同的非语言符号,在不同的情境中会有不同的意义。例如拍桌子,可能是"拍案而起",表示怒不可遏,也可能是"拍案叫绝",表示赞赏至极。如果我们将这一举动置于特定的情境中,它所蕴含的意义和传递的信息就显而易见了。

8. 个性化 非语言沟通受到个人气质、审美观念、个性等内在心理因素的支配和影响。在日常生活中,可能会时而蹙额,时而摇头,时而摆动手臂,时而两腿交叉,这些行为个人多半并不自知。一个人的肢体语言,同他的性格和气质是紧密相关的。爽朗敏捷的人同内向稳重的人的手势和表情存在着明显的差异。

（二）非语言沟通的作用

非语言沟通作为传递信息、沟通思想、交流感情的方式,其作用就是要使传递的信息更全面、完整和真实。其具体作用可以归纳为以下几点。

1. 表达作用 尽管在人际沟通中,非语言沟通的作用不能与语言沟通等量齐观,但是其特有的表现力可以产生语言沟通所不能达到的表达效果,从而赋予了非语言沟通特殊的表现功能。某些时刻,非语言行为能够单独表达信息。例如"只可意会,不可言传"这句话所体现出的微妙效应;恋人之间的一个眼神往往能够表达出内心极其复杂的丰富情感而不需任何言语。可见,许多不便于通过语言沟通传递的信息,反而使用非语言沟通符号能够进行有效的表达。

2. 调控作用 非语言沟通的信息可以在进行语言沟通时,通过面部表情、手势动作等的变化而变化,它对于促进人际沟通活动的顺利进行具有十分重要的调控作用。比如非语言沟通可以调节人际沟通场所的氛围以及交际双方的相互关系。在课堂上,当教师走进有学生高声喧哗的教室时,常常站在讲台上一言不发,用目光扫视教室一周,然后注视着高声喧哗的学生,使喧闹的教室安静下来;在宾客如云的大型招待会上,主人常用眼神向位置靠后的客人示意,消除他们的冷落感。再如,非语言沟通能够调整人际沟通活动的结构和控制人际沟通活动的过程。在研讨会上,大会发言人在发言即将结束时常常会用眼神向大会主持人或者下一位发言者示意,以表达自己的内容即将结束;在大会上喋喋不休的发言人,常被主持人或者台下听众用抬起手腕看表或者故意咳嗽等动作提醒"发言应该结束了"。在沟通交流的过程中,交流双方都可以通过这种非语言沟通符号来传达各自的意向与变化的信息,从而达到调整和控制的目的。

3. 塑形作用 非语言行为能够直接影响一个人在他人心中的形象,它可以体现出一个人的风度、气质、魅力和内在品格。仪表端庄、举止文雅、笑容可掬、从容不迫、心平气和、昂首阔步都能给人有礼貌、有涵养的感觉。相反,衣冠不整、蹑手蹑脚、矫揉造作、冷若冰霜、冷眼旁观、口不择言会给人缺乏修养、素质低下的感觉。例如,英国的凯特王妃很注意自己的仪表服饰、行为举止,力求给大众留下端庄贤淑、温文尔雅的印象。

四、非语言沟通与语言沟通的关系

一位英国学者曾提出,非语言沟通不但可以处理、操纵直接的社会情境,而且能够辅助、代替语言沟通。由此可见,非语言沟通与语言沟通各有其功能,相互影响,相互作用。这就要求人们在沟通交流中,要全面认识非语言沟通与语言沟通的关系,不能忽视任何一个,厚此薄彼。事实上,在沟通过程中,非语言沟通与语言沟通通常是伴随进行的,脱离非语言沟通的单纯语言沟通往往很难达到良好的沟通效果;而缺乏语言沟通的语意环境,非语言行为的含义也很难被正确理解。因此,非语言沟通与语言沟通的关系主要体现在以下几方面。

重点:非语言沟通的作用包括表达作用、调控作用、塑形作用。

(一)非语言沟通能够强化语言沟通的信息

在许多场合非语言沟通能够强化语言沟通所传递的信息,并更能起到交流感情、表达超语言意义的作用。2000多年前,一个国王在率领军队远征的途中,出现了断水可能使全军崩溃的危险,国王在战马上说:"勇敢的将士们,我们只要前进,就一定会找到水的。"只见他右臂向正上方高高举起,张开五指,然后迅速有力地挥下,使人有无可置疑之感。讲到"将士们,勇敢前进吧"时,他右手平肩向后收回,然后迅速有力地将五指分开的手掌猛地推向前方,给人一种势不可挡的气势。国王通过手势,强化了其言语所传递的信息,鼓舞了将士们奋力找水的决心,也激发了一定能找到水的期望。如今,许多人在与他人沟通交流时也经常通过一些手势来加强话语的语势,强化表达的信息。

(二)非语言沟通能够代替语言沟通的信息

非语言沟通经过人类长期的实践已自成体系,能够在一定程度上代替语言沟通。事实上在很多情况下,人们都在自觉或不自觉地使用着各种非语言沟通符号来代替语言沟通。甚至有时沟通交流的双方即使完全不使用语言沟通,只要在各自的视线范围内,也可以用非语言符号进行信息的传递与交流,并能准确表达个人的真实意思。例如,在舞台上的哑剧演员、舞蹈演员,他们与台下观众没有语言交流,仅凭借手、脚、体形、姿势、眼神、面部表情等,就能够准确地传递特定的剧情,引起观众的共鸣。在日常生活中,我们通常用点头表示"同意",摇头表示"拒绝",挥手表示打招呼或"再见",耸肩摊手表示"无可奈何",这些表现都是发挥非语言沟通替代语言沟通的功能。

(三)非语言沟通能够补充语言沟通的信息

非语言沟通所使用的符号是一种显现性的符号,它与抽象且概括的语言沟通符号相比,具有更生动、更形象的特点,能够在语言信息之外增加信息。比如,当你对别人说"我今天在菜场买了一个特别大的白萝卜"的同时,你会用双手比划出萝卜的大小,来描述并强调萝卜多么大;当你在大街上碰到有人问路时,你通常会一边说一边用手指点方向或比划路线,便于对方理解。由此可见,非语言沟通能够使语言表达得更准确、有力、具体,对语言沟通起到良好的补充作用。

(四)非语言沟通能够重复语言沟通的信息

人们在沟通交流中,为了使传递的语言信息更容易被对方接受和理解,通常在说话时会伴随使用与意思相同的非语言行为。例如,当母亲教导孩子不能将地上捡起的食物直接吃下时,会朝孩子摇摇头或摆摆手,强调千万不可。

(五)非语言沟通能够否定语言沟通的信息

非语言沟通所载荷的信息往往是人们的非自觉行为,是在沟通时不知不觉地显现出来的。当人们通过语言所传递的信息表示不满或意见有分歧时,可以通过其非语言行为给予否定或拒绝。例如,某人身材瘦小,当他在与一名身材彪悍的壮汉发生争执并处于劣势时,声音略带颤抖地说:"我会怕你? 笑话!"而旁观者不难从他颤抖的嘴唇和紧握的拳头看出,他感到害怕和恐惧。这充分证明,人们在交流过程中,当语言信息与非语言行为出现矛盾时,非语言行为能够否定语言沟通所传递的信息,揭露真相。

(六)非语言沟通能够验证语言沟通的真实性

与能够经过思维进行精心组织的语言相比,非语言行为所表达的信息在人际交流中的可控性要小许多,它所传递的信息便更有真实性。例如瞳孔的变化、额头出汗、心跳加快等,这无法由人的意识控制,因而更能真实地反映人们内心的活动。有时,非语言沟通的表达比语言沟通更真实、可靠。例如,当去医院看望久病不愈的患者时,尽管探望者会用"你的病没有什么大问题""安心治疗,很快就会好的"等话语安慰患者,但看望者躲避的目光、悲痛不安的神态已足以让患者明白自己病情的严重。也就是说,语言可能会"言不由衷",但非语言行为常常是"真情流露"。因此,人们在无意识或半意识状态下显示出来的非语言沟通符号,能帮助他人印证其言语是否为其真实意思的表达。

第二节 护理工作中的非语言沟通

在人际交往中,人们进行语言沟通的同时,往往需要借助身体动作、服饰仪态、空间距离等非语言方式来支持、修饰或替代语言行为,从而使信息的交流更加有效、顺畅。非语言沟通在护患沟通中也起着十分重要的作用,护理人员了解并掌握非语言行为的含义,能够正确使用非语言沟通技巧,将有助于理解患者的非语言行为,更好地为患者提供服务。

案例及实践活动

案例 5-2-1 普通外科病房接到急诊室电话有位急性阑尾炎的患者急诊入院,护理人员做好了一切准备工作迎接患者入院。患者王某被抬进病房,面色苍白、大汗淋漓、疼痛难忍,急需手术。此时,值班护士面带微笑地对患者家属说:"请不要着急,我马上通知医生为患者检查。"说完不慌不忙地走了出去。

实践活动:1.指出这名值班护士在接待患者时的体态语有哪些不妥之处。

2.预测值班护士这样接待患者会造成什么样的后果。

3.角色扮演:假如你是值班护士,你会如何处理这个案例?

案例 5-2-2 夜间一位值班护士在巡视病房时,看见一位老太太坐在病房外似乎很悲伤的样子。她便走过去询问她有什么需要帮助的,老太太说:"老伴的癌症已经到了晚期,并且转移到了其他部位……"说着便流下了眼泪。这位护士赶紧挨着老太太坐下,静静地注视着她,并轻轻地握着她的手。两人默默地坐了几分钟后,护士站的呼叫器突然响起。护士听到呼叫器的声音,下意识地抬头望向护士站,但却没有立即松开握住的老太太的手。老太太对护士感激地说:"你去忙吧!我已经好多了! 谢谢你!"

实践活动:1.小组讨论:在得知老太太悲伤的原因后,护士使用了哪些非语言沟通技巧? 是否恰当,说明原因。

2.角色扮演:体会老太太为什么对这名护士心存感激。

 学习支撑 ┃......

一、护士的体态

(一)身体姿势

姿势包括站、坐、走等身体活动姿态,可以反映出一个人的修养和形象、身体健康状况和自我感觉等。身体姿势可随着交谈进展或谈话内容发生变化,在一定程度上透露出个体的态度、情绪及内心活动,能够表现出交谈双方的关系、双方对谈话内容的兴趣以及双方的态度。

在临床护患沟通中,护理人员的站、坐、走、蹲的姿势可以展示出护士的专业素质和风采。同时,患者会根据护士的体态和动作来判断护士的态度,并据此来调整自己的行为和态度。例如,护士在交谈时不停地看表,会让患者感到其不耐烦或对谈话内容不感兴趣,从而患者就会失去交谈的愿望,影响护患关系的良性发展。因此,在护患交谈时护士应保持身体姿势放松自如,让患者感到轻松、愉快,以便于展开有效沟通。如果谈话内容比较正式、重要,护士应采取庄重、严肃的身体姿势,提示对方以认真的态度加以响应。

(二)手势语

手势可以用来强调或澄清语言信息,用手和手指的动作来传递信息称为手势语。手势语是一种表达意图的无声语言,不仅丰富多样、简便、直观性强,而且运用范围广、频率高、收效好,能够成为人的第二副面孔。在沟通过程中,它不仅能增强表情,使语言更富有感染力,弥补或强化有声语言,而且与其他的非语言行为结合起来能够传达比较复杂的情感,甚至代替语言信息。

1.情意手势 用来表达感情,使抽象的内心情感具体化、形象化。例如,当患者极度痛苦时,护士紧握患者的手给予其心理上和精神上的安慰与支持。

2.指示手势 用来指明谈论的具体对象,如不同的人称、方位、数目或事物等。指示手势可以增强谈论内容的真实感和亲切感,但是只适合用于在谈话时视力可及的范围。例如,护士向患者或家属介绍病区环境,指示与住院有关的区域等,为了强化具体对象,通常用手势示意。

3.象征手势 用生动具体的手势或结合语言用来表达较为复杂的情感和抽象的概念,有特定的所指,也带有普遍性。但是由于文化的差异,在不同的国家、民族间,使用相同的手势表达的含义却有可能完全不同,倘若不了解其中的差异就很容易造成交流障碍,有时甚至导致沟通无法进行。例如,"V"形手势掌心向外表示胜利或数字"2";若掌心向内,在西欧各国表示侮辱、下贱之意。

重点:用手和手指的动作来传递信息称为手势语,可分为情意手势、指示手势、象征手势、象形手势。

4. 象形手势 通过手势模拟事物的形状特点,如体积、高度等特点,从而使交谈对象对其所描述的内容有一个具体而明确的印象。例如,用手比划物品的大小、形状,手臂伸展形容长短、高低等。护士在与患者交谈中可以使用象形手势烘托谈话气氛,增强谈话内容的感染力。

(三)首语

首语是一种使用头部的活动来表达信息的体态语,包括点头、摇头、扭头、昂头、低头、晃头等。虽然首语的种类较少,但为了加强其感染力,配合有声语言或其他体态语,可使首语表达的信息量大大增加。首语在使用时,应该注意力度和幅度适宜。在护理工作中,对婴幼儿、老人无法用语言及其他肢体语言表达意愿时,首语的使用显得尤为重要。

二、护士的表情

传播学者的研究结果表明:人们传达信息的总量中,45%来自有声语言,55%来自无声语言,而后者又有70%以上是经面部表情传达的。表情不仅能给他人直观印象,而且能感染他人。因此,护士应学会用自己的面部表情来表达对患者的关爱、尊重、理解等积极的信息,同时能够从患者的面部表情中捕捉其未用语言表达的信息。

(一)目光

眼睛是内心世界修养、道德、情操自然流露的窗口,是外部世界与个人内心世界的交汇点。眼神,又称目光,是人在进行注视时眼部所进行的一系列活动,并在这一过程中所呈现出来的神态。人们通过眼睛这一视觉的接触来进行信息交流的方式称为目光语。人的感觉领域中有70%来自眼睛,可见目光在一个人的神态表情中居于极为重要的地位。它对刺激的反应最强烈、最敏锐,能迅速、准确、自然地反映出一个人的心理活动。

1. 目光的作用

(1)表达感情:目光所表达的感情极为微妙,富有细致的内涵,有时连语言都无法替代。护士应根据患者的实际状况灵活使用,例如,对新入院的患者使用温和的目光表示接纳和安慰,对危重的患者投以镇静的目光使患者感到安全。

(2)塑造形象:眼睛凝聚着一个人的神韵和气质,不同的目光可以体现出不同的形象。例如,护理人员在巡视病房时可以使用亲切的目光环视病房,向每个患者表达尊重和关心。

(3)体现关系:目光能够表达出人际关系的亲疏程度,也能反映出人际间支配与被支配的地位关系。因此护理人员不论是初次与患者见面,还是日常与患者交谈,都应该以闪烁光芒的目光正视患者,面带微笑,表现出喜悦和热情。

2. 护士目光交流的技巧

(1)目光投射的方向:指注视他人的部位,既可表明双方的关系,又能显示自己对交往对象的态度。

①公事凝视：注视对方的额头与双眼之间，表示严肃认真。可用于手术前与患者谈话等。

②社交凝视：注视对方的双眼与嘴唇之间，表示亲切温和。可用于与患者及家属的初次见面，营造一种融洽和谐的气氛。

③关注凝视：注视对方的双眼，表示聚精会神、关心重视。多用于劝导、安慰患者，但时间一般不超过 10 秒钟，否则易使人紧张或尴尬。

④亲密凝视：注视对方双眼到胸部或腿部，表达亲人或恋人之间的亲近友善。不适用于护士与患者。

（2）目光投射的角度：指注视对方时可采取平视、仰视或俯视。平视表示平等，仰视表示崇拜、敬畏，俯视表示怜爱或歧视。

护士与患者之间是一种平等关系，因此最为理想的目光投射角度是平视，既能体现护士对患者的尊重，又能表达出对患者的关爱。护士在与患者沟通交流时，可以适当地调整视线角度。例如与儿童交谈时可采取蹲式、半蹲式或坐位；与卧床患者交谈时身体应尽量前倾，降低身高；对于极度衰竭的患者，可以采取半蹲位或坐位，以便倾听述说，获得更多的信息。

（3）目光投射的时限：目光注视对方时间的长短往往由双方的亲疏关系决定，同时注视时间的长短也能表达不同的含意。

长久注视是一种失礼、挑衅的行为，而长久不注视是一种轻视对方或对谈话内容不感兴趣的表现。在护士与患者的交流中，为了表示友好，护士注视患者的时间应占全部相处时间的 1/3 左右；为了表示对谈话内容的重视或感兴趣，注视时间可占全部相处时间的 2/3 左右。

（4）控制对方的目光：护士在与患者解释病情或进行健康教育时，可以通过实物、手势或挂图作为辅助手段，吸引患者的注意力。同时还要用自己的目光控制对方不走神，从而使患者全神贯注地接受信息，理解谈话内容。

知识链接

护士与患者目光交流时应避免使用的眼神

1.目光漂浮不定——表示心不在焉。

2.不正眼看患者——表现鄙夷患者。

3.视而不见、眼睛始终不看患者——表示不负责任或不关心患者。

4.从头到脚反复打量患者——表示好奇、吃惊的猎奇心理，会引起患者不安。

5.目不转睛地注视患者某一部位——失礼的表现，会引起患者不安，陷入窘态。

（二）笑容

笑容在表达情感方面有其独特的功效。微笑是一种略带笑容、不发出声音的笑，是一种良性的脸部表情，能够反映出一个人的内心世界并传递信息。它是自信的标志、礼貌的象征、情感的体现。自然而真诚的微笑虽然无声，但可以表达出高兴、同意、赞许、尊敬、同情等多种信息。例如，年长者的微笑，表现出的是慈祥和宽厚；年幼者的微笑，显示出的是纯真和顺从；男人的微笑，展现的是自信和沉稳；女子的微笑，表露的是娇柔和可人；招手时的微笑表达的是友好和应答；点头时的微笑可以表示理解和赞赏；摇头时的微笑传达的是婉辞和婉拒；盯视时的微笑是表示支持和鼓励。

护士对患者的微笑，能够使受到疾病困扰的患者感受到温暖，从而增添其战胜疾病的信心和勇气。但是，护士也应注意掌握笑的分寸和场合，当患者或家属处于痛苦和悲伤时应收敛笑容。

1. 微笑在护理工作中的作用

（1）传情达意：微笑是心理健康、心态积极乐观的体现，以笑容面对他人可使对方感到温暖愉快，能够创造出和谐友好的现场气氛。护士应在工作中怀着真诚的情感，把关心、友善的微笑带给患者，从而使患者心情舒畅，树立战胜疾病的信心。

（2）改善关系：人与人相处可能会因某种原因而产生矛盾或摩擦，从而导致双方关系紧张、相互排斥甚至敌视对方。碰到这种状况，笑容可以成为友谊的桥梁，一方或双方主动地微笑并配合有声语言就能有效地化解矛盾，消除隔阂，从而改善人际关系。护士发自内心的微笑可以使强硬变得温柔，改善护患关系，化解护患矛盾。

（3）优化形象：微笑可以美化人的外在形象，陶冶人的内心世界。在护患沟通中，如果护士能把职业微笑带给每一个患者，就如同为他们带去了温暖、友爱、谦恭等美好情感，为患者提供了不可缺少的精神支持，从而体现出护士对患者的尊重和体谅。这不仅能够树立护理人员的良好形象，而且会为医院带来良好声誉。

（4）促进沟通：两人交谈时，微笑可以缩短双方的心理距离，使对方感受到尊重、理解和关爱。护士在与患者沟通中，报以真诚的微笑，能够缓解患者紧张、焦虑的情绪，赢得患者的信任与支持。

2. 护士微笑的艺术 微笑是发自肺腑、发自内心的笑，它是社交场合中最富有吸引力、最有价值的面部表情。微笑应该真诚、自然、适度、适宜。

（1）真诚：心情愉快的时候人们会自然流露出纯真的微笑，也只有当高兴、愉悦的时候才能发出真诚的微笑。唯有这种微笑才最能打动人心，使对方感受到友好、温暖和坦诚。

（2）自然：发自内心的笑应该是语言、心情、神情与笑容和谐统一。护士平时要保持一种乐观、平静、善待他人的人生观，要用自然的微笑给患者带来生命的希望，增添其与疾病斗争的勇气。

（3）适度：笑容虽然能给人带来很多益处，但是也不能随心所欲、不加约束地笑。笑得过久，有不以为然的感觉；笑得过短，似乎是假笑，有虚伪感；笑得过分，有讥笑之嫌。

(4)适宜：要根据环境、场所、对象和条件选择微笑,应避免不得体的微笑。例如,出席会议、参加谈判、追悼会等严肃的场面不宜微笑,当别人心情悲伤的时候也不宜微笑。护士的微笑一定要与工作场合、治疗环境以及患者的心情相适宜。

3.护士的笑容要求

(1)表里如一,声情并茂：护士要做到笑容与内心情感一致,笑容与言行举止统一。不能脸上挂着微笑,却对患者言行粗鲁;也不能举止优雅,却面无笑意。

(2)气质优雅,文明礼貌：笑容可以帮助护士体现形象,展示修养。切忌在护理工作中粗俗、放肆地笑,它会破坏护理人员在患者及家属心目中的形象。

(3)笑容自然,恰到好处：护士应该刻苦训练微笑,掌握笑容的分寸,能够笑得自然得体。切忌在面对患者及家属时笑得做作、失真,应该露出真实、完美的微笑。

重点:护士的笑容要求:①表里如一,声情并茂;②气质优雅,文明礼貌;③笑容自然,恰到好处。

知识链接

微笑是维持谈话的催化剂

英国诗人雪莱说过:微笑是仁爱的象征、快乐的源泉、亲近别人的媒介。有了微笑,人类的感情就沟通了。泰戈尔也曾说:当人微笑时,全世界会爱上他。

微笑可以以柔克刚、以静制动,言谈者可以通过微笑达到情感沟通、融洽气氛、缓解矛盾的目的,同时,也为语言表达的成功打下了坚实的基础。所以,几乎所有行业的服务规范中都将微笑作为第一准则,要求从业者面对客户随时都可以展露出自然可爱的微笑。

三、护士的仪表

仪表,指人的外表,包括容貌、身材、姿态、修饰等,它是一个人是否具有魅力的外部特征,也是形成魅力的前提条件。仪表是一种无声的语言,它能够显示一个人的社会地位、文化、职业、身体健康状况、婚姻状况、自我概念及宗教信仰等信息,也可以部分地反映出此人的个性、爱好或习惯,同时也会影响到他人对此人的感知、第一印象及接受程度。仪表心理学家通过研究证明:在希望与对方交往的因素中,仪表因素占89%。可见仪表的重要性不容忽视,一个人只有把心灵美与仪表美结合起来,和谐统一,相得益彰,才是完善的美。

(一)形象

形象魅力在人际交往中发挥着重要作用。人的外在形象可以分为三种。

1.自然形象 自然形象是由人的脸型、五官、头发、颈部、皮肤、身材、四肢等构成的,就是人们常说的长相,是先天决定的,又可称为天然形象。人的相貌是不能选择的,有的甚至不可改变。无论自己的自然形象是否优越,我们都应该学会扬长避短。爱护、珍惜美的部分,使其更加突出。对于不美的部分,我们可以通过恰当的修饰来弥补或遮掩,还能够通过加强内在修养,借助良好的内在魅力来弥补外部魅力的不足。

2. 修饰形象 修饰形象是个体通过人工的方法装饰自己所形成的一种修饰后的外观形象,所以又称外观形象。一个人通过适度的修饰,可以挖掘出自身潜在的形象魅力,增强自己在人际交往中的自信。而一个人自然形象和修饰形象的有机结合就形成了自身的仪容。

仪容,是一个人的外表在空间上的静态展现,仪容之美体现自然美和修饰美的和谐统一。俗语说得好,"三分长相,七分打扮"。可见修饰打扮的重要性。在修饰形象时一定要注意适度,要符合自己的身份、条件,注意当时的时间、地点、场合和习俗,切忌不恰当的修饰。为了能够掌握修饰的"度",我们不单要学习各种修饰技能,更应当提高自己的文化修养和审美水平,这样才会做到修饰适时、得体、和谐、令人赞许。一个人能够对自己的仪表做适度的修饰,既可以表现出对生活的热爱、自信,还能证明对他人的尊重。

3. 行为形象 行为,是个体在一定理智、情感和意志支配下的活动。行为形象,则是由个体的表情、举止、谈吐等要素所构成的。在人际交往中,人的一举一动、一言一行都会给他人留下直观的印象。因此,行为形象是一个人外表的有机组成部分,它能够动态地展现出一个人的外表。一个人如果只有美丽的容貌、华丽的服饰,但举止不雅、表情呆板或口出秽言等,如此缺乏行为形象之美,给他人的印象一定非常糟糕。

(二)人际交往中的仪表

1. 仪表与气质 从心理学的角度来看,气质是一个人典型稳定的心理特点,包括心理过程的稳定性、心理过程的强度以及心理活动的指向性。但是,人们在交际活动中使用气质这一概念时,有着更为宽泛的含义,它不仅指人的神经活动类型,而且还包括一个人的性格特点、品德修养、处事态度等多种因素。个体的气质是内在的,看不见也摸不着,但是人们都能感觉到它的存在,并能够通过一个人的容貌体态、言谈举止表现出来。

2. 仪表与风度 风度,是对一个人的装束打扮、身段体魄、表情神态、举止谈吐的一种综合性的审美评价,它是感性的、外露的东西。因此,风度之美与仪表之美具有一致性。风度是一个人内在气质的体现,个体的气质不一样,风度也会有所区别。例如,气质开朗粗犷的人,风度就往往雄壮朴实;气质温柔娴静的人,风度就往往温文尔雅。

良好的风度不是生硬的模仿,更不是装腔作势,而是不断培养的结果。只有依靠良好的道德修养、文化素质和综合能力的支撑,才能生动体现出气质、风度之美。因此,为了使自己具有优美的风度,就要在生活实践中长期进行自我完善和提高。例如不断进行品德的修养,美化自己的心灵;不断提高文化素养,充实自己的头脑;不断提高审美能力,优化自己的品味。风度在体现个人的气质时,存在极强的外观形式,只有当内在的气质之美通过完美的外在表现时,人才能具有风度之美。例如,服饰是体现风度的重要形式;举止与风度之美密切相关;语言修养也与风度密不可分。

3. 仪表与魅力 魅力,是一种能吸引人、打动人的力量。个体的形象魅力基于它的内在特征,也就是人格魅力。人格魅力的要素主要是道德水平、意志强度和真诚可信程度,包括正义感、宽厚、善良等等。形象魅力的另一个内在特征是知行魅力,指一个人所具有的学识、智慧和才华。知行魅力对人的吸引力是不可估量的。

气质、风度、魅力这三项既紧密相关,又互相区别。气质是一种内在素养,风度是表现气质美的一种外在形式,而魅力则是气质美和风度美有机结合后发展形成的一种功能和效用。恰如仪表与气质、风度密切相关一样,一个人想要具备良好的魅力也离不开仪表。

(三)护理人员的仪表服饰

仪表服饰是指一个人的修饰及着装,体现一个人的文化和修养,它就像一面折射透视镜,能使人既看其表又窥其内。护士应该做到仪表端庄、文雅大方,服饰整齐、合体,给人们留下善良、温和、博爱的形象,使患者感到护士是个认真负责、值得信赖的人。假设护士工作时睡眼惺忪,不修边幅,身着污垢的工作服,就很难获得患者的信任,甚至会失去护士的尊严。因此,护士应该注意以下两点。

1. 整洁 干净整齐的仪表体现护士的尊严,是护士职业特殊品质和整体精神面貌的展示。包括面部、头发、着装的整洁。

2. 实用 护理工作的特殊性要求护士的仪表简单、明快、实用。上班时,要规范着装,即能保持端庄、高雅的职业形象,又便于完成各项护理工作。

四、护理专业性体触

触摸,是指一种人与人之间的皮肤接触,也是一种常用的非语言性沟通技巧,包括抚摸、挽扶、依偎、握手、拥抱等。触摸可以传达许多不同的信息,如表达关心、理解、体贴、安慰和支持。

在护理工作中,触摸是评估和诊断健康问题的重要手段,也是为患者提供心理支持的重要方法。美国专家对人体的皮肤接触进行了相关研究,证实了皮肤刺激可通过神经末梢传导作用于机体,能够减轻患者因焦虑和紧张等引起的疼痛,减少患者的孤独感,产生良好的心理和精神安慰,因此它与心理护理密切相关。

(一)体触的意义

1. 体触有利于儿童的生长发育 研究发现,婴幼儿大多喜欢大人抚摸自己的身体。经常在母亲怀抱中的婴儿通常生长发育较快、睡眠好、很少哭闹、抗病能力强。相反,如果缺少这种皮肤触摸,就可能造成幼儿食欲减退、烦躁不安、智力下降、性格缺陷,甚至出现行为异常。可见,皮肤触摸可以影响儿童的生长发育、智力发展及良好性格的形成。在新生儿室、妇产科和小儿科中,护士应该在患儿病情允许的情况下,常常抱抱患儿或抚摸患儿,以满足其需要。

2. 体触有利于进行心理支持 对成年人而言,抚摸是一种无声的安慰剂。例如,产妇在分娩时,护士抚摸产妇的腹部,紧握产妇的手,可以使她镇静、增强信心、利于分娩;对待极度苦恼和痛苦的患者,护士可以轻抚患者的肩,用力握住患者的手;护理老年患者时经常抚摸老人的手和肩等。护士可以通过这些举动表达对患者的关心和帮助等,给予心理安慰和支持。

3. 体触有利于改善人际关系 科学家帕斯曼等人通过研究发现,人类在接受友善的触摸时不仅会产生愉快的情绪,而且会对触摸对象产生依赖。在人际沟通过程中,双方在身体上相互触摸的程度能够反映出双方情感上相互接纳的水平。可见身体接触有利于双方的情感沟通、相互理解,从而使双方关系融洽。

4. 体触有利于传达信息 触摸所传递的信息有时是其他沟通形式所不能代替的。护士在为患者护理、治疗时的触摸是职业需要,也是一种服务,属于医源性人体接触。例如测量体温、脉搏,搬运患者,床上洗头、擦浴,遇到发热患者用手背抚摸患者的额头感受温度等,这些都能向患者传递出护士对其的关心和对工作负责的信息。

(二)体触的方式和要求

触摸既可带来积极的作用,也会带来消极的效果。考虑到人们受沟通背景等因素的影响,对触摸的理解、适应或反应程度也是有差异的,因此,护士在应用体触时要考虑对象的性别、年龄、文化背景、社会关系的亲疏、情境及触摸的形式和部位等诸多因素,选择相应的触摸方式。

1. 根据当事人的不同状态来选择 当患者家属因失去亲人而悲痛万分、失声痛哭时,护士可以紧握对方的手或者轻拍其肩膀进行安慰。如果患者正在生气,双手叉腰,怒不可遏时,切记不可轻易上前进行身体触摸,而是应该与患者一同坐下,慢慢解释。否则,更易引起对方的反感和不悦。

2. 根据年龄、性别的不同来选择 对于老年患者和婴幼儿可以多采用触摸的方式来安慰他们。触摸老年患者可使之感受到温暖,增强面对现实的信心;对儿科患者,恰当的抚摸、拥抱可使烦躁、啼哭的婴幼儿安静下来,远胜过单纯的语言安慰。另外,女性比较乐于接受触摸方式,可依具体情况使用触摸。而对于异性患者应用触摸时应慎重,特别是年龄相当的同龄人更要注意。

3. 根据双方关系程度的不同来选择 通常只有当双方关系达到一定的深度以后才会情不自禁地触摸对方,以示爱意或关怀。因此,关系一般的朋友,礼节性地握手即可。亲密的朋友,除握手外还可以灵活地使用拍肩膀、拉手、拥抱等方式来表达热烈的情感。而在非亲密的人际关系中,除了礼节性的握手外,触摸往往被视为是一种失礼、侮辱甚至是威胁的表现。

(三)体触在护理工作中的应用

1. 评估和诊断 护士及医生在评估患者时经常采取视、触、叩、听等检查方法。其中,触就是体触,是评估、诊断健康问题的重要手段。例如,护士触摸注射部位的皮肤,评估血管情况;触摸腹部以评估是否有压痛、反跳痛或肌紧张。

2. 给予心理支持 触摸是无声的安慰,护士可以通过触摸传递对患者的关心、体贴、理解等信息。例如,手术前患者焦虑、紧张时,护士可以握住患者的手表达出

"我在你身边"的情感支持,从而减轻其恐惧、焦虑的情绪。

3.辅助疗法 触摸被认为能够激发人体的免疫系统,兴奋人的神经,也能缓解心动过速、心律不齐等症状,因此一些国家将触摸疗法列为临床辅助治疗的手段之一。例如,我国的中医按摩可以促进血液循环、缓解疼痛。

4.医疗、护理措施 皮肤接触是进行各种临床治疗和护理措施时的必要手段。例如,康复理疗、静脉穿刺、预防压疮的皮肤按摩等。

五、空间与距离

(一)人际空间

美国心理学家罗伯特·索默认为,每个人都生活在一个无形的空间范围内,如同拥有一个独立王国,都有一个心理上的个体空间。这个空间范围能使人感到必须与他人保持的间隔范围,即个体为自己所划分出的心理领地,称为个人空间。人体在这个空间范围内才会有自由感、安全感和控制感。一旦这个空间范围被他人侵犯、突破或占领,个体就会因心理内环境的稳态遭到破坏,而感到厌烦、紧张不安,甚至恼怒。因此,在人际交往过程中,双方都应注意与对方保持适当的空间距离,以保护对方及其心理上的个人空间不受侵犯。

1.空间范围 由于受到不同民族、不同地域、不同文化以及不同环境的影响,每个人的个人空间范围大小不一。

(1)个人空间需求:根据心理学家的研究证实,每个人对空间需求的渴望程度是有限的。当个体实际所处空间大于其所需的范围时,就会感到孤独、寂寞、凄凉;当个体所处空间小于其需要的范围时,就会感到烦躁、焦虑、不安,甚至会有失控感。

(2)国界之别:亚洲人喜欢群居、热闹,人际交往较频繁,个人空间范围的需求较小;而欧洲人的隐私感较强,喜爱独居,人际交往的需求不高,因此其个人空间需求的范围就较大。

(3)性别之别:男性的个人空间需求感较女性强,因此在女性中同性之间的身体接触更为频繁,其个人空间范围小;而男性的个人空间范围较大,尤其是在同性之间。

2.空间意义

(1)体现双方关系的亲密程度:交际双方的空间距离是与其情感的接纳水平,即亲密程度成正比的。双方的关系越亲密,愿意与对方分享的个人空间也越大。相反,双方的关系越疏远,对两人空间距离接近的容忍度也越低。

(2)促进人际交往:在沟通交流时,理解对方的个人空间需求,尊重对方的个人空间范围,避免空间距离的侵犯,是建立良好沟通关系的基础。

3.人际空间在护理工作中的作用 在医院内,患者进入到一个完全陌生的环境中,不得不与一些陌生人建立生活上的联系,此时需要格外重视其个人空间的需求。在住院期间,医护人员随时会进入患者的个人空间范围,还要进行许多检查、治疗和护理,使患者的空间范围进一步缩小,特别是在多人病房,患者的个人空间

NOTE

更小,这些情况都会使患者产生焦虑、不安的情绪,增加其心理负担,甚至会对医院环境产生厌倦。因此,在客观条件允许的情况下,护士应尽可能地帮助患者建立一定的个人空间,允许患者在个人领域内拥有一定的控制权,并给予尊重和维持。例如,用布帘隔开病床;患者可以开关灯光、窗帘与门窗;在进行各项护理操作前给予其认真详细的解释、说明;检查治疗时,尽量避免或减少患者身体的暴露,使用布帘遮挡等以尊重患者的隐私,等等。以此来减轻患者由于个人空间受到破坏而产生的负面情绪,将住院期间的不适感降至最低,尽快适应住院环境。

(二)人际距离

人际距离是交际双方身体空间上的距离。可形成传情达意的体态语言。护士应重视人际距离在沟通中的作用,保持对距离的敏感性,在工作中选择合适的距离,以提高护理服务质量,使患者舒适、满意。

美国人类学家爱德华·霍尔经过调查研究,将人际沟通中的距离划分为四种:亲密距离、个人距离、社交距离和公众距离。

1. 亲密距离 沟通双方的间隔距离在 50 厘米以内,属于非常亲密的人之间的交往区域,也是人际沟通中最小的间隔或无间隔的距离。例如,知心密友、父母与子女或情人之间,彼此可以有肌肤接触,能够感受到对方的体温、气味与气息,彼此传递非常亲密的感情或秘密的信息,所用语调也为低声细语。如果不具有亲密关系而无缘无故地进入这种距离,便会视为个人空间被侵犯,让人感觉不适。

在护理工作中,护士对患者进行的许多护理措施都必须进入到亲密距离方可进行,如口腔护理、注射与输液、灌肠与导尿、皮肤护理等。倘若护士冒然进入亲密距离对患者进行护理,就会使患者感到焦虑、不安与反感,甚至可能造成冲突。因此,为了减少患者的紧张与不适,护士应该在操作前向患者解释并说明,使患者有所准备并给予配合。

2. 个人距离 沟通双方的间隔距离为 50～100 厘米,又称为私人距离,属于比较亲近的交谈距离。适用于亲朋好友、同学、同事、医护人员、医患之间的交谈。此距离比较有分寸感,可以低语调友好地沟通,如果一般关系的人在交流中进入这个距离,通常表示希望拉近关系;如果一方靠近,而另一方迅速拉开这个距离,则表示拒绝与对方进一步发展关系。

护士在与患者交谈、了解病情或解释操作时,可以采用这个距离,便于患者听得更清楚,有利于更好地收集病情资料,也表示对患者的关心与爱护,这是医护人员与患者交往的较为理想的人际距离。

3. 社交距离 沟通双方相距在 1.3～4 米之间,属于正式社交和公务活动的常用距离。例如小型会议、护士交接班、医生会诊等。双方交谈的内容较为公开而正式,主要用语言、目光、表情、手势等方式进行,可以使用正常而自然的声音说话,音量比亲密距离和个人距离交往时要大一些,以对方听清楚为宜。在临床工作中,护士在病房门口或巡视病房时与患者的对话,就常用此距离。

4. 公众距离 沟通双方之间的距离在 4 米以上,属于一种大众性与群体性沟通的距离,是公众场所保持的距离。例如在较大的公共场合作学术报告、发表演讲、讲课等。讲话者需在讲台或舞台上面对多人讲话,声音洪亮或使用话筒,其非语言行为的姿态与手势会比较夸张。护士在医院内或社区中进行集体健康教育时可采用此距离,但一般不适用于个人交谈。

知识链接

个人空间

心理学家 N. F. Russo 在 1975 年做了一个试验:在一个刚刚开门的大阅览室内,当第一位读者刚进去坐下,研究人员就进去坐在受试者的身旁。这样重复试验 80 次,结果表明:在一个只有两位读者的空旷阅览室内,没有一名受试者能够容忍一个陌生人紧挨着自己坐下。当研究人员坐在他们身边后,更多的人很快就选择默默地转移到远一些的位置坐下,而有些人则表示出反感,甚至质问:"你想干什么?"由此可得出结论:每个人都有个人空间的需求。在人际交往的过程中,应该尊重对方个人空间的需要,尽量减少对他人个人空间的侵犯。

(三)界域语言

界域语言是指通过当事人座位的方位体现出来双方关系的一种体态语,在人际交往中有重要的作用。人际空间中不仅有远近距离之分,还有方位、位置和高低之分。心理学家泰勒等人就在研究中发现,沟通情境中不同位置的作用不一样。有些空间位置对沟通的影响很大,有些位置则影响较小,而通常位居有利空间位置的人,会取得对他人特殊的影响力。可见人们对位置的选择与彼此间关系及沟通目的密切相关。

1. 空间位置与身份、地位

(1)正式社交场合:社交场合越正式,人们对空间位置的区分就越严格。领导、长者或身份尊贵的人物一般会被安排在重要位置。即便是当事人未出席,也会虚席以待以示对此人的恭敬与重视,那么这个位置自然而然就会成为人们关注的焦点,可见身份、地位与空间位置的重要关系。

(2)会议场合:在会议上,领导都有自己特定的位置,并且不能被他人侵犯。

(3)宴会或聚会:此种场合中,主位与宾位,上座与下座需要分得清楚明了。人们通常可以从来宾的空间位置来判断出席人的身份和地位。

2. 空间位置与沟通关系 详见图 5-1、表 5-1。

表 5-1　空间位置与沟通关系

位　　置	关　系　式	适　用　范　围
A 与 B	汇报谈心式	向上级汇报工作或医护人员与患者之间的谈话
A 与 C	友好信赖式	上司与员工谈心或亲密好友之间的对话

续表

位　　置	关　系　式	适　用　范　围
A 与 D	防范竞争式	谈判或双方关系紧张时
A 与 E	互不相关式	公共场合中双方没有沟通的需要

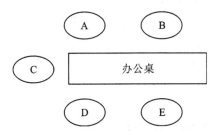

图 5-1　空间位置与沟通关系

六、护士非语言沟通的基本要求

(一)尊重患者

护士应时刻把对患者的尊重放在首位,做到不伤害患者的尊严、不侮辱患者的人格。无论患者贫富、尊卑,有无生理或精神缺陷,都将患者置于平等的位置上,不歧视患者。同时,护士应尊重患者的心理感受,保证患者的心理安全。

(二)适度得体

护士的外表、举止和表情会直接影响患者对护士的信赖程度和依从性,从而影响护患关系的建立。所以,护士的仪表举止要得体。在与患者交往中,护士应姿态大方合理,笑容适度自然,态度和蔼可亲,举止热情有礼。

(三)稳重敏捷

护士在工作中应考虑缜密,进行高效率护理的同时能够稳重镇静,避免急躁、思维肤浅、处理问题不严谨。当遇到危机情况时,护士能够动作敏捷准确,避免丢三落四、举止慌乱。

(四)因人而异

患者是来自于不同群体、地区的人,其接受的教育程度不同、生活背景不同、思维方式不同、社会关系和工作不同,因此其非语言行为方式也不尽相同。所以,在护患沟通中,护士应了解患者的生活背景、社会关系等,观察患者的非语言行为方式,再根据不同患者的特点进行有效沟通。

重点:护士非语言沟通的基本要求包括尊重患者、适度得体、稳重敏捷和因人而异。

学习检测

一、名词解释

1.非语言沟通

2.肢体语言

3.手势语

4.仪表

5.人际距离

二、填空题

1.非语言沟通的主要类型有_____、_____、_____和_____。

2.目光的作用是_____、_____和_____。

3.护士微笑时要做到_____、_____、_____和_____。

4.人体的外在形象包括_____、_____和_____。

5.手势语可分为_____、_____、_____和_____。

三、选择题

1.哪一种非语言沟通形式的内容最丰富？（　　）

A.身体动作　　B.面部表情　　C.仪态服饰　　D.副语言　　E.仪容

2.非语言沟通与语言沟通的关系不包括哪个？（　　）

A.代替　　　　B.补充　　　　C.重复　　　　D.验证　　　E.矛盾

3.人们传达信息的总量中，来自无声语言所占百分比是（　　）。

A.45%　　　　B.45%以上　　C.50%　　　　D.55%　　　　E.60%

4.护士劝导、安慰患者时，注视对方的时间应该在（　　）。

A.≤10秒　　　B.≤15秒　　　C.≤20秒　　　D.≤25秒　　　E.≤30秒

5.护士的笑容要求不应该（　　）。

A.表里如一　　B.气质优雅　　C.始终微笑　　D.笑容自然　　E.适度适宜

四、简答题

1.非语言沟通的特点有哪些？

2.体触的意义有哪些？

（柳　璐）

第六章　护理工作中的治疗性沟通

 　学习目标

知识目标：

1. 解释：治疗性沟通、指导性沟通。

2. 简述治疗性沟通的原则。

3. 说出治疗性沟通与一般性沟通的区别。

4. 简述治疗性沟通的影响因素。

能力目标：

1. 能运用治疗性沟通的方法与不同患者进行有效的沟通，解决患者的具体问题。

2. 能在护理工作中正确运用治疗性沟通的技巧，满足患者的需要，促进患者的康复。

素质目标：

1. 培养学生科学、严谨、文明的工作态度。

2. 培养学生的治疗性沟通技巧，提升其人际沟通能力。

第一节　治疗性沟通概述

　案例及实践活动

案例6-1-1　戴某，女，35岁，舞蹈家。因反复右上腹及剑突下疼痛3年、加重2天入院，入院诊断为"慢性结石性胆囊炎急性发作"。入院后予以对症、抗感染治疗，拟行手术。清晨，护士小张微笑着来到患者床旁做术前宣教，愁眉苦脸的戴某对自己的病很担心，见到小张就呼喊道："护士，我究竟得了什么病，还要做手术，到底能治好吗？"护士小张和颜悦色地安慰道："戴姐姐，您别担心，您患的是慢性结石性胆囊炎，这种病挺常见的，很多患者在我们这里做了手术后都康复了，我相信您也会好起来的。"戴某摇了摇头直叹气。

实践活动：1. 小组讨论：护士小张面对这样的患者该如何沟通？

2. 角色扮演：如果你是护士小张该如何沟通？

案例6-1-2　患者王大爷，支气管炎住院，消瘦。住院期间每天需要静脉输液，因静脉条件不好，对穿刺感到特别紧张。

情景一

护士小张在对患者解释输液的重要性之后,说:"王大爷,我用小针头给您穿刺好吗?您放轻松些就不会那么疼了,来,深吸气!"趁患者放松时,快速地完成了输液操作。

情景二

护士小李说:"9号床!打针输液了,准备好!"扎好止血带后一边拍打患者手背一边抱怨着:"你看嘛,你的血管长得不好,待会儿我帮你打好后不要多动哦! 不然又要肿了!"

实践活动:1.请体会两位护士与患者的交流会带给患者什么样的感受。

2.护士小张用到了哪些沟通艺术?你还有更好的沟通方式吗?

3.角色扮演、情景展示:用心体会良好护患沟通的效果。

 学习支撑

一、治疗性沟通的含义

治疗性沟通是一般性沟通在护理工作中的具体运用,是一种有目的的沟通。指护患之间、护士之间、医护之间、护士与患者家属之间围绕患者的治疗问题并能对治疗起积极作用而进行的信息传递和理解。具有一般性沟通的特点但又区别于一般性沟通。

二、治疗性沟通的类型

(一)指导性沟通

指导性沟通是指由护士解答患者提出的问题,或者是护士围绕患者的病情阐明观点、说明病因、解释与治疗护理有关的注意事项及护理措施等。指导性沟通可以充分展示护士的专业知识、人际沟通的能力,沟通进程较快,所需的时间也少。但由于指导性沟通过程中,护士处于沟通的主导地位,因此护患之间的互动性较差,不利于患者主动参与治疗护理过程,如入院指导、病情及操作解释、出院指导等。

(二)非指导性沟通

非指导性沟通属于以患者为中心的商讨问题式的沟通。非指导性沟通有利于患者积极主动参与治疗护理过程,有利于帮助患者主动改变不利于身体健康的行为习惯和生活方式,有利于帮助患者找出影响健康的有关问题。在非指导性沟通过程中,由于护患双方处于平等地位,因此具有患者参与程度高、信息获取量大的特点。但是沟通需要的时间较长,在护理工作繁忙时难以开展。

重点:①指导性沟通是指由护士解答患者提出的问题,或者是护士围绕患者的病情阐明观点、说明病因、解释与治疗护理有关的注意事项及护理措施等。②非指导性沟通属于以患者为中心的商讨问题式的沟通。

三、治疗性沟通的步骤

(一)准备与计划阶段

为了使治疗性沟通达到预期效果,护士在每次沟通前都必须做好沟通前的准备与计划工作。把握好交谈的原则,对沟通的目的、内容、形式、时间和环境认真地准备和计划。重点注意以下几点。

(1)了解患者的基本情况,包括一般情况、健康史、身体评估、辅助检查等内容。

(2)明确交谈的目的和特定的专业内容。

(3)列出谈话提纲,合理设计问题,以便集中话题,达到交谈的目的。

(4)做好环境准备,如关上房门、拉好隔帘,请旁人暂时离开以保护隐私;关上广播或电视、手机以避免分散注意力;选择合适的时间,以避免检查或治疗的干扰等。满足患者舒适和隐私安全的要求。

(二)沟通开始阶段

护士与患者开始沟通时,不要过于急促,应采用礼貌优先和循序渐进的方式,给患者留下良好的第一印象,开始接触时需注意以下几点。

1. 仪表 良好的第一印象对建立良好的护患关系非常重要。

2. 称谓 礼貌、得体的称呼可使患者感觉双方平等和相互尊重。

3. 主动介绍自己 告诉患者你的姓名和职责,以便患者对你产生信任感。

4. 说明交谈目的和所需时间 初次就医的患者往往会因为不清楚将要发生的事情而紧张,让患者了解交谈的目的和时间可以使患者在思想上有所准备,缓解紧张和焦虑。

5. 体位 帮助患者采取舒适的体位,以减少不利于交谈的因素。

(三)沟通进行阶段

此阶段是治疗性沟通的实质阶段。沟通中应坚持以患者为中心的原则,鼓励患者交流。

1. 合理提出问题 提问的方式是引导交谈的一种较好的沟通技巧,提倡多使用开放式提问。提问时注意以下几点。

(1)一次最好只问一个问题且要有针对性。

(2)提出的问题简单明了,患者能应答自如。

(3)问题内容应围绕主题。

(4)尽量使用患者能听懂的语言。

2. 采用不同的语言表达技巧 沟通时根据患者的情况采用不同的语言沟通方式。

3. 注意非语言沟通 护患沟通时,护士应该关注患者的表情、眼神、手势、语音、语调、语速等,注意观察患者是否表露出厌烦情绪或痛苦表情,是否需要休息。同时,护士还应注意自己的非语言行为,不要让患者产生其他不利于沟通的感觉。

4. 及时反馈 沟通的过程应该是双向互动的,护患双方在交谈时应注意彼此间的信息回应。

（四）沟通结束阶段

注意适时结束交谈,概括、核实重点内容并致谢,必要时可预约下次沟通的时间。

四、治疗性沟通的原则

1. 目的原则　护患之间的沟通是以满足患者需求、促进患者康复为目的的,且有其特定的专业内容。因此,治疗性沟通应围绕交谈的目的进行。

2. 易懂原则　交谈时应根据患者的年龄、职业、文化程度、社会角色、接受能力等特点,用形象生动的语言、浅显贴切的比喻循序渐进地向患者传授健康保健知识。护士在交谈过程中,忌用医学专业术语或医院内常用的省略语等。

3. 和谐原则　沟通过程中应以友善的态度、礼貌的语言与患者或患者家属建立良好的护患关系,创建和谐的沟通氛围。

4. 尊重原则　护士在与患者的交谈过程中,应认真倾听患者的意见和建议,主要尊重患者的自主性,考虑他们的感受,尊重他们的选择,不要把护士的主观意愿强加给患者。

五、治疗性沟通的影响因素

治疗性沟通是以患者为中心,围绕患者的健康,促进患者身体康复而进行的沟通。但其沟通效果会受诸多因素的影响,这里主要分析护士与患者方面的因素对沟通效果的影响。

（一）护士方面

1. 身体状况　由于护理工作的特殊性,三班倒,工作量大,压力大,容易导致身心疲惫。沟通时如果护士身体状况不良、精神萎靡、疲倦、体力不支等均有可能会影响沟通效果。

2. 沟通技巧欠缺　如沟通过程中随意转换话题或打断患者谈话,主观臆断、匆忙下结论,虚假的或一般性的安慰,不适当地隐瞒真情等会影响患者对护士的信任,影响护患关系的发展。

3. 专业术语干扰　患者来自不同的地域、不同的行业,个性不同,文化水平及对医学专业知识的了解程度也不同。如果沟通过程中护士过多地采用专业术语与患者沟通,容易干扰患者,增加患者对沟通内容的理解难度,影响沟通效果。

4. 语言修养缺乏　护士缺乏必要的语言修养,语言表达、解释不到位,容易造成患者理解困难或误会等。

（二）患者方面

1. 缺乏信息　对自己的疾病、健康状况、治疗措施了解不够,缺乏必要的疾病相关信息,导致沟通不畅。

2. 遗忘医嘱　患者年龄、疾病等因素以及大量的医学信息导致患者不能逐条

重点:治疗性沟通的原则,包括目的原则、易懂原则、和谐原则、尊重原则。

重点:治疗性沟通的影响因素:①护士方面有身体状况、沟通技巧欠缺、专业术语干扰、语言修养缺乏。②患者方面有缺乏信息,遗忘医嘱,听、说、看和理解能力有限,知识水平,信仰和价值观。

清晰地牢记医嘱,往往出现遗忘医嘱的现象。特别是与生活护理相关的医嘱,更因为忽视而被遗忘。如为糖尿病患者记录出入液量。由于遗忘医嘱,导致治疗性沟通无效。

3. 听、说、看和理解能力有限 患者有生理缺陷,丧失理解能力,感觉器官功能障碍等导致听、说、看能力受限,表达的信息未被理解或被错误理解,或年龄的原因,如小儿理解能力差、老人反应慢等均可影响沟通效果。

4. 知识水平 患者的知识水平影响护患沟通的程度和深度,所以护士须根据不同文化层次的患者,采用不同的言语内容和方式进行沟通,方能达到预期的沟通效果。

5. 信仰和价值观 信仰是个体行动的意志和内驱力,价值观决定人们对事物的态度和处事的方式。由于信仰自由,患者对治疗疾病的态度也呈现多样化。有宗教信仰的患者更多愿意用宗教的传统方法,或在思想上依赖于驱神祛邪。故护士在沟通时必须考虑其信仰,做到循循善诱、相互理解。

六、治疗性沟通与一般性沟通的区别(表 6-1)

重点:治疗性沟通与一般性沟通的区别。

表 6-1 治疗性沟通与一般性沟通的区别

	治疗性沟通	一般性沟通
目的	协助患者恢复、促进健康	加深了解、增进友谊
目标	满足患者的需要	无特定目标
地位	以患者为中心	双方同等
责任	护士负责导向	双方共同负责
观念	护士接受患者的观念	观念一致
内容	与患者的健康相关	随意
情感运用	护士鼓励患者自我表露	因人而异
结束	经过计划与讨论	无计划,无法预测

┃ 第二节 护理工作中的沟通艺术 ┃

案例及实践活动

案例 6-2-1 发热门诊一患儿的体温达到了 38.8℃,患儿母亲万分焦急,急得直掉眼泪,不知如何是好。发热门诊的护士小张马上协助患儿家长脱掉孩子身上多余的衣物,接着端来一杯温水,帮助孩子将退热药服下,同时鼓励孩子多喝温开水。在她的精心照料下,半小时后孩子的体温降到了 38℃,孩子的妈妈特别感激护士为孩子做的这一切。当护士看到孩子的妈妈情绪稳定下来时,就告诉孩子的妈妈,说以后遇到这种情况的处理方法是,要先散热,退去身上的多余衣物,再用冰袋冷敷或者湿毛巾冷敷,也可以用温水擦浴,擦浴时禁擦前胸、后背,要将腋窝、腹股沟、腘窝等部位多擦几次。通过护士耐心仔细的讲解,孩子妈妈很快掌握了物理降温的方法。

实践活动:1.护士小张在工作中运用了哪些沟通技巧?

2.请角色扮演该情景过程并体会沟通的效果。

案例 6-2-2 一位护士在办公室写护理文书时,看见外面休息室坐着一位女士,满脸是泪,很悲伤的样子。她走过去坐在女士的身边问她有什么需要帮助的,女士说她爱人的癌症已扩散到全身……说着再也抑制不住内心的伤痛而失声痛哭。这位护士静静地注视着女士,并轻轻地抚摸着她的手,女士渐渐停止了哭泣。两人默默地坐了几分钟后有人叫这位护士,女士感激地说:"你去忙吧!我已经好多了!真谢谢你!"

实践活动:1.护士需要关心患者家属吗?面对悲伤的患者家属时,护士该如何沟通?

2.案例中的护士并没有说话,为什么女士说她已经好多了?

3.该护士用到了哪些沟通技巧?

 学习支撑

一、护士在不同工作岗位的沟通艺术

(一)门诊护士的沟通艺术

门诊是患者到医院就诊的第一环节,是医院面向社会的窗口,门诊护士是患者接触最早的医务人员。护士给患者留下的第一印象直接影响患者对医院的评价。因此,门诊护士的工作态度、礼仪修养也就代表着医院的形象。

1.门诊患者的特点 门诊患者的特征是急、怕、快:病情急、心情急;担心、害怕;希望早点就诊,快点回家。因此患者经常表现出急躁、紧张、恐惧、缺乏安全感等消极情绪。这些情绪很自然地加重了他们的依赖心理,此时他们最希望得到医护人员的理解、同情和关心,因而对医护人员的言行、甚至面部表情都非常敏感。此时护理人员礼貌周到的服务、细心体贴的工作态度、文明端庄的仪表就成了抚慰患者的最好良方,也是解除患者心理恐惧的重要因素。

2.门诊护士与患者的沟通艺术

(1)仪表:护士的仪表应端庄文雅、大方得体,不浓妆艳抹;工作服清洁平整、无缺损、无污垢;佩戴的胸牌端正、清晰。给患者以文明、专业的感觉,并留下良好的第一印象。

(2)语言:护士与患者接触时必须做到语言文明、规范,态度诚恳;说话语气和蔼、亲切;语调柔和、悦耳。针对不同的患者采用恰当的称谓,多使用文明礼貌用语,以建立融洽的护患关系。

(3)眼神:眼睛是心灵的"窗户",通过这个"窗户"向患者传递语言难以充分表达的信息。护士在工作中流露的眼神应与语言、表情、动作协调一致。通常表现出热情、亲切、和蔼的目光,能使患者信心倍增、精神振奋;而责备、淡漠、轻视的目光,会使患者不知所措、心灰意冷、大失所望。

(4)表情:护士与患者接触时,表情应真诚、热情、面带微笑,表达对患者由衷的关爱、同情和理解,会使患者倍感温暖、被尊重和重视,从而增强战胜疾病的信心。

(5)举止:护士的举止是一种无声的语言,总体表现应文雅大方、自然得体,包括护士站、坐、行的姿态,操作中的动作,身体的体态语等。接诊时,护士的站、坐都要端正大方,符合职业规范;进行护理操作时,动作应娴熟、轻稳、规范、协调、准确;身体各部位的体语表达协调统一,使患者感受到护士的真诚、关爱和理解。

(二)急诊护士的沟通艺术

急诊患者由于疾病或环境影响,易产生负性情绪,不利于疾病的康复。护士可针对患者的不同情况进行个体化交流与沟通,建立良好的护患关系;了解患者的心理状态,解除心理压力。这样既可以调动患者及家属配合治疗的积极性、主动性,又可以减少不必要的医疗纠纷,获得最佳抢救效果。

1. 急诊患者的特点

(1)焦虑、恐惧:典型表现为情绪过度紧张、惊慌失措、大汗淋漓、全身发抖,迫切要求尽快得到最佳治疗和护理。

(2)急躁、愤怒:典型表现为情绪过于激动,对医护人员大声吵闹,言语和行为富有攻击性,难以自我控制,毫无理智地发泄。

(3)抑郁、绝望:典型表现为攻击性情绪转为攻击自身、沉默不语、表情淡漠,对周围的刺激无反应。

2. 急诊科护士与患者的沟通艺术

(1)同理心:由于急诊患者有病情急、病情重,严重者危及生命等情况,易引起患者以上强烈的心理变化,从而产生对医务人员的依赖心理。所以急诊护士应该表现出沉着、冷静、积极配合抢救的工作作风,对患者及时安慰、鼓励,并深表同情;及时给患者解释及指导,提高患者对疾病的了解,增加患者的安全感。护士在接诊、医疗护理的过程中应注意自身的表情、举止及言语,切记不可表现出一副漫不经心、司空见惯的表情。

(2)电话沟通:急救工作具有紧急性、不稳定性的特点。护士在接听急救电话时,态度要真诚,语句要简洁,必须问清对方准确地点、患者病情、有何特殊要求。医护人员应做到心中有数,备齐抢救物品,实施有效急救措施,为挽救患者生命赢得宝贵时间。

(3)重视与家属的沟通:急救工作多数是在事故现场或患者家中,不要忽视与患者家属的沟通,家属的情绪和言行对患者有着很大的影响。所以要及时取得家属的信任,尊重患者与家属的合理要求,多用协商语言、温和的谈话方式,取得患者家属的信任,使其易于接受采纳合理建议,积极主动配合工作,使急救工作顺利进行。沟通中,避免使用刺激性语言以增加患者家属的心理负担。

(4)注重沟通技巧:急救工作中,医护人员要面对各种急危重症患者甚至抢救无效死亡的患者及家属。家属一般很难接受现实,希望医护人员能挽救他们的亲人,为此难免会有强烈的情绪反应。此时护士应理解家属的心理,家属情绪激动与医护人员争吵时,护士要保持冷静,等家属情绪稍平复后,再与家属沟通,解释澄清争吵的事件。保持沉默并不意味着做错了什么,而是护理人员专业素质的体现。

从事急救工作的护士除了有普通护士的辛劳外,还要有承担出现重大伤亡事故的能力和勇气。如面对各种传染性疾病患者,护士要用科学的工作方法,为患者提供优质服务。任何逃避和恐惧都是缺乏专业素质的表现。

(三)病房护士的沟通艺术

1.住院患者的特征 患者住院后,生活环境和生活规律发生改变,原有的生理、心理平衡被打乱,从而产生各种心理、生理反应。此时,病区护士热情礼貌地接待患者,关怀、体贴患者,安慰患者,就能使患者焦虑不安、孤独、陌生的心理感受得到莫大的宽慰和缓解,从而安心住院治疗、静心修养,配合治疗和护理。

2.患者入院时的护理沟通技巧 首先,要给入院患者留下良好的第一印象,护士须做到热情礼貌、落落大方、彬彬有礼、关怀体贴地接待每一位住院患者,使患者感到温暖和亲切。

(1)病区办公护士的接待沟通技巧。护士面对患者及家属来办理入院手续时,须立即停下手中的工作主动介绍。根据患者的病情轻重选择不同的迎接方式,如病情较轻的患者应微笑迎接,亲切问候并安排就座,主动自我介绍:"您好!我是办公护士×××,今天由我接待新患者,请问您是要住院吗?请把住院手续拿给我办理。"耐心指导和帮助其办理好住院。如果是面对有门诊护士护送、病情较重的患者,应立即通知责任护士先将患者带到病房,与护送工作人员交接清楚,并及时通知值班医生进行治疗。同时对患者罹病的不幸表示同情和关心,然后对患者住院作详细指导和安排,尽可能消除患者的陌生感,缓解他们焦虑、紧张的心理,使其安心配合治疗和护理。杜绝态度生冷、脸色难看,甚至恶语斥责患者的现象。

(2)病房护士介绍的沟通技巧。患者办理好住院手续后通知责任护士将患者带到床旁,并向患者及家属作自我介绍:"(恰当地称呼患者)您好!我是您的责任护士×××,您的主管医生是×××,医术很好,请您安心养病,这是床旁呼叫器(教会患者使用),有事请找我。"接着介绍同室病友、病房环境、病房探视陪伴制度等,使患者尽快适应角色的转化。介绍时要耐心、细致,语速适中,内容一次不宜过多。注意语气和措词,多使用"请""谢谢"等礼貌用语,避免使用"必须……""不准……""你要……"等命令式语言。

3.住院过程中的护患沟通艺术 患者住院期间,护士与患者接触最多,在工作中护士的言谈举止不仅直接影响着患者的心理及治疗效果,也影响着护理工作质量。为了达到最佳的治疗、护理效果,提高患者满意度,病区护士需做到以下几点。

(1)举止端庄、大方得体:护士在工作中的站、坐、行、蹲应自然优美、大方得体;各种操作姿态应规范、舒展、准确、具有美感,给人以安全、优雅、干净利落的感觉。如推治疗车轻、稳,开、关门轻,走路轻,各项操作娴熟、稳准等表现,可获得患者及家属的信任。反之,护士在患者及家属面前惊慌失措、举止浮躁,操作不熟练、不规范,则会加重患者及家属的怀疑、害怕和不信任感,给治疗护理带来负面效应。

(2)亲切温暖、关怀尊重:作为病区护士应清楚新入院患者的心理。通常患者都希望自己能得到医务人员的关注和尊重,获得最好的治疗、护理。因此,病区护士在查房、治疗、护理时都应有对患者亲切的称谓和问候。要求患者配合时应说"请您……",得到患者配合后礼貌地说"谢谢您"或"谢谢您的配合"。在与患者交谈时,应面向患者,看着患者的脸说话,以示对他的尊重,不能一边说话一边做事。在接触过程中主动关心患者,需要时搀扶一下、牵拉盖被或倒一杯水等就能使患者产生一种亲近、信任和敬重之情,缩短与患者距离。

在繁忙的护理工作中,护士要善于控制自己的情感。不论什么原因带来的个人思想不愉快、情绪不佳等,都不得在患者面前表露出来。

(3)灵敏快捷、安全准确:灵敏快捷、安全准确的护理服务很容易获得患者的信赖和尊重。护士应在长期的临床实践中,理论联系实际,勤奋学习专业知识和科学文化知识,不断培养科学的临床思维能力,不断总结,积累临床经验;以保证自己在面对不同患者时能准确判断、处理及时、动作规范,挽救患者生命。

(4)技术娴熟、操作规范:能让患者产生安全感的重要因素。作为一名合格的护士,需要不断地钻研业务,熟练掌握护理操作技能,学习现代护理新技术、新业务,更好地服务于临床工作。

4. 出院时护士的沟通技巧 当患者痊愈出院时,病区护士应做到以下几点。

(1)出院前应真心祝贺。患者快出院时,责任护士应真诚地对患者的康复表示祝贺,如"×××阿姨(或叔叔、奶奶等),祝贺您可以出院了,今天您的气色很不错,真为您高兴! 感谢您对我们工作的理解、支持和配合,出院了希望您能对我们的工作提出您宝贵的意见和建议"。同时,对自己工作上的不足向患者深表歉意,并表达对患者一如既往的关心,随时都会为患者提供力所能及的帮助。

(2)出院时细心指导。出院时,责任护士应对每一位患者做好耐心、细致的出院指导。在指导和帮助患者办理出院手续时,告知患者疾病的治疗情况,如何自我控制情绪、调节饮食起居,如何服药等,使患者能更好地适应出院后的生活,并详细讲述出院后的注意事项及复查时间。

(3)送别时礼貌道别。患者办理好出院的所有手续后,责任护士可协助患者整理个人用物,必要时将患者送到门口、电梯口或车上,与患者礼貌道别,道别时禁忌使用含有"欢迎再来"之意的道别语。

(四)手术室护士的沟通艺术

由于手术室环境特殊,护士工作性质特殊,不允许工作中出现任何差错、事故,以免给患者造成伤害。所以,手术室护士必须严格要求自己,养成严谨、认真、细致的工作作风,以最好的精神面貌、心理状态和工作态度获取最优护理服务质量和最佳的工作效率。

1. 术前工作礼仪 手术对患者来说,不仅对生理方面有创伤性的刺激,在心理方面也是一种较强的刺激。通常大多数手术患者都会产生紧张、恐惧、焦虑等不良心理,这就要求手术室护士在协助医生进行手术治疗的同时,还要自觉地以文明礼貌的言行去关心、尊重患者,尽可能地减轻或消除手术对患者产生的不良心理影响,从而保证手术获得成功。

(1)术前签字的沟通艺术:术前签字是医院的一种常规工作制度。通常情况下,由医务人员给患者及家属解释治疗方案及预后,征得其同意签字后安排手术。该工作流程第一说明医务人员尊重患者对自身治疗的自主权,以及对患者人格和权利的尊重。第二说明患者及家属对医务人员的信任,对手术治疗方案的认可,并愿意承担手术的一切后果及责任。因此,术前沟通的内容和技巧至关重要,必要时可录音。

①体现严肃认真、文明礼貌。有针对性的沟通方式和技巧不仅能让患者和家属感受到医护人员的真诚、礼貌及科学、严谨的工作态度,而且能使其明白手术治疗的重要意义,自愿接受医生的手术建议。所以医生一定要实事求是地向他们讲清楚手术原理、常用方法和可能出现的有关问题,尤其是一些新开展的手术,必要时可邀请患者及家属旁听术前讨论会,让患者及家属感受到医务人员工作的责任心和事业心,从而减轻他们的顾虑和不安,坦然地面对手术。当然,沟通时还要注意内容的客观性和全面性,让患者及家属心中有数,同时也为自己留有余地。绝不能主观片面,只挑好的说或只强调患者的责任,更不能因为措词不当而引起误会,留下医患纠纷的隐患。

②敢于承担责任,信守职业道德。敢于承担责任和风险不仅是对患者的尊重,也是医学职业道德的要求。诚信守诺本身就是一种礼仪道德的体现。医务人员应当信守职业道德,以宽广的胸怀、强烈的责任心和使命感,勇敢承担起属于自己的工作责任和风险,而不能把患者及家属的签字作为推卸责任的借口。

(2)术前访视:针对患者术前常见的紧张、焦虑、失眠等不良心理反应,应认真做好患者的术前疏导工作。

①加强沟通,亲切交谈。手术前一天,巡回护士在探视时间访视患者,亲切、平等地与患者交流,详细了解患者的心理状态、生活习惯、社会背景、性格特征。有针对性地向患者解释,还要与患者家属多沟通,使家属协助患者减轻术前紧张、焦虑等情绪。与患者沟通时先作自我介绍,态度和蔼、耐心细致地向患者介绍手术室环境、手术体位、麻醉方式等,交代术中注意事项,并指导家属手术当日在手术室外休息室等候,以便术中出现特殊情况及术后看标本时能与家属直接沟通。

②讲究技巧,满足需要。护士交谈时应注意选择适宜的时间,时间不宜太长,内容不可太多;语言应通俗易懂、措词准确,如可以将各种体位、为何要禁食等事项制成图表的形式向患者讲解,以便于理解、接受和配合。交谈中避免说出一些会引起患者不安的言语,如死亡、癌症等。通过交谈,使患者解除或减轻心理压力,获得安全感,主动配合手术。

(3)接患者入手术室的礼仪:手术前,患者由手术室护士负责接到手术间,虽然过程很短,但却是病房护理工作向手术室护理工作过渡的重要阶段,手术室护士须做到以下两点。

①仔细查对,防止差错。手术前护士到病房接患者时,要用礼貌的语言仔细核

对患者的科室、床号、姓名、性别、年龄、诊断及手术名称等,防止接错患者造成医疗事故。如肝胆科,1床,王刚,男,40岁,干部,胆结石。核对时可以这样说:"叔叔,您好! 可以告诉我您的床号和姓名吗? 请允许我查看一下您的手腕带,我是手术室护士小李,今天要给您做手术,您知道吗? 您知道给您做什么手术吗? 手术前的准备完成了吗?"注意提问时不要太急,或连续问,要给患者充分的回答时间。

②安慰鼓励,减轻压力。虽然术前已有病房护士及巡回护士做了术前的心理疏导,有些患者还是会有紧张、焦虑、恐惧的心理问题,因此,需要迎接护士语言亲切、态度和蔼、严谨认真地再次给患者解释及心理疏导,使患者心理放松,配合手术。

2. 术中的沟通艺术 礼待术中患者是医务人员必须遵守的礼仪规范。手术时,医务人员除了认真仔细、规范操作外,还应尽量避免一些无关的言谈和表情,举止也要安详、从容,以减轻患者的心理压力。

(1)视患者如亲人:无论手术患者的社会地位、年龄长幼、经济状况等如何,均应满腔热情、耐心细致地照顾好术中患者。如进手术室时,护士应平车运送或步行护送患者进入,同时可简单地向患者介绍手术室的结构、布局、设备,以减轻患者的恐惧感和神秘感。进入手术室,协助患者卧于手术床,轻柔地帮助患者摆好麻醉体位,同时向患者简要解释正确体位对手术、麻醉的重要性,像亲人一样爱护、安抚患者,尽量满足患者的需要。如手术开始时可以亲切地说"张阿姨(根据患者的年龄、性别采用亲属式的称谓),您请放心,我会一直在您身旁,可随时为您服务"等话语安慰患者。手术快结束时,患者进入麻醉苏醒状态,护士可凑近患者耳边,用手抚摸患者的脸部,亲切地轻呼患者:"张阿姨,您醒醒,手术已结束,非常成功,现在您感觉怎样,伤口疼吗?"促使患者早些苏醒。

(2)言谈举止要谨慎:手术中,由于麻醉方式不同,患者的心理反应也不同。如非全身麻醉的患者意识是清醒的,这类患者非常留意医务人员的言谈举止,除了对医疗器械的撞击声非常敏感外,还会注意观察医务人员的表情,并由此联想到自己的疾病。所以参加手术的工作人员,除了认真仔细地进行手术外,还要尽量做到言谈举止谨慎,不要在患者面前露出惊讶、可惜、无可奈何等表情,以免患者受到不良的暗示,形成心理负担,影响手术效果。

3. 术后沟通艺术 手术完毕并不是治疗的终结,许多的病情变化都发生在术后,关心、重视术后患者的病情观察,及时发现问题,对保证手术质量十分重要。

(1)鼓励安慰患者:手术结束,护士将患者及时送回病房,与病区护士做好交接班,并细心地告诉患者及家属如何维持术后体位、保暖等措施。告知患者及家属手术一切顺利,术后效果良好,这样的消息对刚接受手术治疗的患者来说将是莫大的安慰和鼓励。同时对患者战胜恐惧、配合手术的行为表示赞扬和感谢,也继续鼓励患者再接再厉,配合治疗战胜术后疼痛,争取早日康复。针对术后患者身体虚弱、伤口疼痛、情绪烦躁、心境不佳等实际情况,护士要体谅患者的心情、关心爱护患者,运用药物和暗示疗法等措施,尽可能地减轻患者的痛苦,鼓励患者进行相应的活动以减少术后并发症的发生。当然也有手术效果不好或不成功的患者,面对这样的患者时,护士应以深切的同情心、更好的礼仪言行,选择恰当的时间和方式告诉患者或患者家属,以避免他们再受到任何不良的精神刺激,并热情地鼓励患者树立战胜疾病的信心,积极配合治疗和护理。

(2)严密观察,正确指导:

①勤观察、常沟通:手术后,护士要严密观察患者术后病情变化,主动关心患者,耐心细致地与患者和家属沟通,询问病情和术后情况,了解患者需求,尽量满足患者需要。

②科学礼貌地解释患者问题:手术后患者常会出现一些不适症状和疑问,对此护士要礼貌、科学地给患者及家属解释,讲清楚道理,消除其疑虑,让患者明白术后的不适和疼痛只是暂时的,随着疾病的康复就会逐渐缓解等。争取得到患者和家属的理解和配合,增强其战胜疾病的信心。

③正确指导术后的活动:实践证明,术后患者及时、正确地活动对疾病康复有着极其重要的作用。护士应正确地指导术后患者的活动或帮助其活动。如骨科手术后患者要保持功能位,加强功能锻炼;腹部手术后患者要尽早适当活动,以加速血液循环,有利于伤口愈合。但这些活动是需要技术指导的,所以护士不能只是口头嘱咐,还需要按照操作要求示范指导,让患者当面模仿练习。护士现场纠正指导,使患者学得直观,练得具体,从而达到康复的效果。

二、护士与不同护理对象的沟通艺术

(一)与情绪低落患者的沟通艺术

1.情绪低落患者的特征 患者内心有沉重感,整日忧心忡忡、愁眉不展、悲观失望,自我感觉不良,自卑自责,感到生活乏味,甚至认为生不如死。因而可出现自伤和自杀观念或行为。

2.沟通技巧 面对这样情绪的患者时,护士应做到以下几点。

(1)倾听:耐心、认真倾听,了解患者情绪低落的原因,鼓励患者说出自己的想法。

(2)共情:设身处地地站在对方的立场体验对方的思维和情感。

(3)无条件正向关怀:积极关注患者,给予无条件正向关怀。寻找确认患者自身积极美好的事物,一切向理智乐观的方向看。

(4)积极帮助:患者的情绪稳定可能只是暂时的,所以作为支持提供者,也作为事件的局外人,要给予行之有效的帮助方法,也就是说具有操作性的解决方案才能治标治本,或者介绍专业的心理咨询人员或借助家庭、社会支持体系来进一步帮助。

(5)给予希望:无论怎么投入,都切忌悲观失望,要一直给予对方希望。如相信问题总是会解决的,或者生活总是美好的。这样可以避免出现极端情绪,也易于情绪的平复。

(二)与病情危重患者的沟通艺术

1.病情危重患者的特征 病情危重患者是指随时可能发生生命危险或处于高

重点:与情绪低落患者的沟通艺术:①耐心、认真倾听。②共情心理。③无条件正向关怀。④积极帮助。⑤给予希望。

NOTE

度应激状态的患者。这类患者很容易出现恐惧、绝望、愤怒、依赖的心理变化。

2. 沟通技巧

（1）沟通原则：与这类患者沟通时要以不加重患者负担为前提；尽量缩短沟通时间，不超过 10～15 分钟；避免在患者面前谈论其病情；提问时以封闭式提问为好；尽可能保持环境安静。

（2）对无意识的患者：可持续用同一句话、同样的语调反复地与他说，这样他有可能听见。对这样的患者也可采用专业触摸沟通，是一种非常有效的沟通方式，只是在触摸前先告诉他，假设他是能够听到的。

（3）对意识清醒的危重患者：沟通时应尽量安慰，特别注意可以使用"善意的谎言"消除部分患者的恐惧情绪。

（4）对发怒的危重患者：护士应充分理解其过激行为，切不可训斥患者，反之应鼓励其合理宣泄。在与其沟通时应给予充分的精神支持，尽力消除病情使其产生的不平衡心理。要对其倾诉的内容表示充分理解，并使其感觉到你感同身受，这样可让患者在感受到温暖、安全的同时加深对护士的信任。

（三）与儿科患者的沟通艺术

1. 患儿的特征 患儿具有特殊的生理、心理特点，始终处于不断的动态发展和变化过程中。一般具有生活不能自理、自我评价能力差、暗示性较强、自制力差、易情绪化、注意力不易集中等特点，但有一定的创造力、模仿力，有强烈的好奇心、求知欲，活泼好动，自我意识形成等。

2. 沟通技巧

（1）文明用语：护士言谈应发音清晰、语言柔和、语调婉转、通俗易懂，使用文明用语。与患儿沟通时应多采用商量的口吻，不要用命令式的语句，如"不行""不能""不许"等，患儿也需要成人的理解和尊重。

（2）主动沟通：护士与患儿交往要善于主动。有较多的患儿对护士都有恐惧心理，认为护士是给她们带来疼痛的人。许多家长在吓唬孩子时，往往也说"不听话就叫护士阿姨来打针"，使护士的形象在孩子心里被扭曲。所以，护士与患儿交流时要面带微笑，亲热地称呼孩子的名字，特别是通过触摸、下蹲等非语言技巧使患儿感到亲切，有归属感、安全感，多使用鼓励、赞美性的语言，增强患儿战胜疾病的信心。

（四）与感官障碍患者的沟通艺术

1. 感官障碍患者的特征 感官障碍主要指视觉、听觉障碍。这类患者通常都较孤独、内向、自卑、不善言谈、有社交障碍等。

2. 沟通技巧

（1）尊重患者：护士要尊重有感官障碍的患者，避免加重其自卑感；交谈时运用亲切的语言、适当的关怀、面部表情、手势、触摸等不同的沟通技巧或应用书面语言、图片与患者沟通；尽量避免使用患者不能感知的非语言沟通形式。让患者充分感受到护理人员的关心与理解，感到有归属感、安全感和被重视。

重点：与病情危重患者的沟通原则：①不加重患者负担。②尽量缩短沟通时间，不超过 10～15 分钟。③避免在患者面前谈论其病情。④提问时以封闭式提问为好。⑤尽可能保持环境安静。

重点：与儿科患者的沟通艺术：①文明用语。②主动沟通，多使用鼓励、赞美性的语言。

(2)视觉障碍患者:护士应避免制造噪音或者突然做动作,以免患者受到惊吓。当护士走向患者时,应该介绍自己。在和患者交谈之前,要说明意图,根据患者视力损失情况,选择恰当的沟通手段。若患者有眼镜,鼓励其佩戴。

(3)听觉障碍患者:护士应从患者的前方接近患者,通过称呼名字来引起患者的注意,语速要慢,音量要稍大,沟通距离可适度缩小,表达要简单、清晰,并可借助非语言沟通技巧如手势、身体姿态等辅助传递沟通信息。若患者有助听器,鼓励其佩戴。

(五)与投诉患者的沟通艺术

1. 正确认识投诉 投诉是每一个医疗机构均会遇到的问题,它是患者对医院管理和服务不满的表达方式,是患者拥有的权利,也是医院有价值的信息来源。因此,如何利用处理患者投诉的时机而赢得患者的信任,把患者的不满转化为有价值的信息,提升服务质量的动力,维护医疗机构的声誉和形象至关重要。护患沟通不良是引发患者投诉的首要因素。护士掌握良好的沟通技巧,营造和谐的沟通气氛,在护理工作中可起到事半功倍的效果。

2. 与投诉患者的沟通技巧

(1)耐心多一点:要耐心地倾听患者的抱怨,不要轻易打断患者的叙述,更不要批评患者的不足,而是应该鼓励患者倾诉下去。当患者宣泄完心中的不满时,就能够比较自然地听得进医务人员的解释和道歉了。

(2)态度好一点:若医务人员态度诚恳、礼貌热情,会降低患者的抵触情绪,促使患者平解心绪,理智地与医务人员协商解决问题。

(3)动作快一点:一般接到患者投诉的信息后,即用电话或传真等方式向患者了解具体内容,然后在医疗机构内部协商好处理方案,最好当天能给患者做出答复。

(4)倾听多一点:要求护士在与患者沟通时做到耐心倾听,听清患者表达的核心内容,明确患者诉求,这样有助于针对性地采取恰当的沟通措施,提高沟通效果。

(5)方法多一点:通过健康教育宣传栏、宣传册、工休座谈会等形式拉近与患者的距离,强化护理环节中的沟通行为,针对不同患者给予个性化的护理措施,努力营造和谐融洽、相互尊重、相互理解、相互体谅、平等协调的护患关系,降低护理纠纷的发生。

(6)缓解患者过激情绪:投诉时,患者的言语陈述中有可能会言语过激,如果医务人员与之针锋相对,势必会恶化彼此关系。在解释问题过程中,措词要十分注意,应合情合理、得体大方,尽量用婉转的语言与患者沟通,不卑不亢,避免激化矛盾。

(7)处理谨慎点:在处理患者投诉时,要注意应用适当的方法谨慎处理。如尽量了解投诉问题发生的全过程,不清楚的要用委婉的语气进行详细询问,注意不要用攻击性言语。了解完问题之后要征求患者的意见,与患者协商时要注意言词表达得清楚明确,尽可能满足患者的合理要求,抓住要点,妥善解决。

知识链接

护理操作沟通艺术

1.操作前的沟通　①仪表端庄，举止优雅：在护理操作过程中始终保持端庄的仪容仪态和优雅的举止。②言谈礼貌，解释合理：主动在操作前认真、严格执行三查八对制度，简单介绍操作目的、方法，操作中可能出现的感觉及患者如何准备等，争取患者的理解、同意和配合。

2.操作中的沟通　①态度和蔼，主动关怀：操作时护士应表情亲切、态度和蔼、言谈温柔、体态友好尊重，以发自内心的真情与关怀让患者感到温暖和安心。同时主动与患者沟通，通过对患者耐心解释方法、随时询问感受，及时消除其疑虑，适当给予安慰，以获得患者的理解、合作和友谊。②操作准确、娴熟和轻柔。

3.操作后的沟通　①诚恳致谢，尊重患者。操作结束，护士应对患者的配合和支持表示衷心的感谢。②亲切嘱咐，真诚安慰。操作结束后及时依据患者的病情给予亲切嘱咐和真诚的安慰，观察了解效果，询问相应感受和告知有关注意事项。对因操作造成的不适和顾虑给予合理解释和安慰，以消除患者疑虑。

学习检测

一、名词解释

1.治疗性沟通
2.指导性沟通

二、填空题

1.治疗性沟通分_____和_____两种类型。

2.急诊科护士与患者及家属的沟通_____、_____、_____、_____。

3.影响治疗性沟通护士方面的因素有_____、_____、_____。

4.住院过程中护患沟通艺术包括_____、_____、_____、_____。

5.与患者礼貌道别，道别时禁忌使用含有"_____"之意的道别语。

6._____是引发患者投诉的首要因素。

三、选择题

1.以下哪个不是治疗性沟通的原则？（　　　）
A.目的原则　　B.平等原则　　C.尊重原则　　D.易懂原则　　E.和谐原则

2.治疗性沟通的步骤,以下哪个除外?(　　)

A.准备与计划　　　　　　B.开始阶段　　　　　　　　C.进行阶段

D.结束阶段　　　　　　　E.访视阶段

3.治疗性沟通的影响因素,以下哪项除外?(　　)

A.护士的年龄　　　　　　　　　　　B.护士的身体状况

C.护士使用专业术语　　　　　　　　D.患者的知识水平

E.患者的理解能力

4.与情绪低落患者的沟通艺术不包括(　　)。

A.倾听　　　　　　　　　B.共情　　　　　　　　C.有条件正向关怀

D.积极帮助　　　　　　　E.给予希望

四、简答题

1.治疗性沟通的步骤是什么?

2.治疗性沟通与一般性沟通的区别是什么?

3.与投诉患者的沟通艺术有哪些?

(徐　玲)

第七章　护理工作中的跨文化沟通艺术

 学习目标

知识目标：

1. 解释：文化、跨文化沟通。

2. 说出跨文化沟通策略。

3. 叙述跨文化护理沟通的影响因素。

4. 简述跨文化护理沟通策略。

能力目标：

1. 能通过案例分析，熟练掌握跨文化护理沟通的技巧。

2. 具备良好的跨文化沟通能力，成为跨文化沟通中的能手。

素质目标：

1. 养成举止端庄、稳重、精神饱满的职业态度。

2. 培养尊重生命、珍爱生命、关爱患者的职业情感。

第一节　跨文化沟通概述

跨文化沟通，通常是指不同文化背景的人之间的沟通。因为地域不同、种族不同等因素导致文化差异，因此，跨文化沟通可能发生在不同国家间，也可能发生在不同的文化群体间。跨文化沟通的概念来源于经济的全球化。国家间的交流首先是文化的交流。所有的国际政治外交、企业国际化经营、民间文化交流与融合，都需要面对文化的普遍性与多样性，研究不同对象的特征，从而获得良好的交流效果。

 案例及实践活动

案例 7-1-1 沃尔玛公司一向对自己的团队精神和家庭般的组织气氛引以为傲。比如，在美国本土沃尔玛商店的员工，都知道每天早上上班的第一件事是由经理们带领全体员工高唱激动人心的国歌《星光灿烂的旗帜》，然后齐声拼读公司的名称（给我一个"W"，给我一个"A"，给我一个"L"……），再高呼"顾客第一"，呐喊公司已有的数目。这就是整个仪式的全部组成部分，可以称为"沃尔玛风格"。

遗憾的是,加拿大人却很难与美国人共享这种外向而新颖的乐观态度。当沃尔玛公司购买了加拿大122个乌尔考商店并把它们改造为沃尔玛商店时,这些美国管理者亲身体会到了这一点。管理者以为所有他们该做的只是把清晨的仪式加拿大化,即更换为加拿大国歌,然后就可以坐享其成。出乎意料的是,沃尔玛的经营者们发现他们面对的是另一种民族文化,加拿大员工对这种热情的外露式表达方式似乎感到很窘迫。比如,在加拿大的卡尔格瑞分店,沃尔玛的新员工拒绝在清晨仪式上唱加拿大国歌,并且不愿意参与公司的欢呼与呐喊。管理者在经历一些挫折和失败后,认识到在美国的实践活动并不能理所当然地转化到美国以外其他的地方。

实践活动:1.小组讨论:为何在美国成功的企业员工管理方法不能简单地移植到加拿大去应用?

2.小组讨论:如果是中国的沃尔玛商店,美国成功的企业员工管理方法是否能照搬?简述东西方文化差异有哪些。

案例 7-1-2 飞利浦照明公司某区人力资源部的一名美国籍副总裁与一位被认为具有发展潜力的中国员工交谈。他很想听听这位员工对自己今后五年的职业发展规划以及期望达到的位置。中国员工并没有正面回答问题,而是开始谈论起公司未来的发展方向、公司晋升体系,以及目前他本人在组织中的位置等等,说了半天也没有正面回答副总裁的问题。副总裁有些疑惑不解,没等他说完已经不耐烦了。同样的事情之前已经发生了好多次。

谈话结束后,副总裁忍不住向人力资源部总监抱怨道:"我不过是想知道这位员工对于自己未来五年发展的打算,想要在飞利浦做到什么位置而已,可为什么就不能得到明确的回答呢?""这位老外总裁怎么这样咄咄逼人?"谈话中受到压力的员工也向人力资源部总监诉苦。

实践活动:1.小组讨论:该总裁遇到了什么问题? 应该如何解决?

2.总裁与员工之间沟通不畅的根本原因是什么?

3.在与不同文化背景的人群沟通时应注意哪些问题? 如何在不同文化人群中取得有效的沟通?

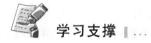学习支撑

一、文化

(一)文化的含义

文化是指特定人群学到的、共有的、世代延续下来的价值观、信念与信仰、规范以及生活方式,并指导这一特定人群的思考、决策和行动方式。广义的文化是指人类在社会实践过程中所获得的物质、精神的生产能力和创造的物质财富和精神财富的总和。狭义的文化指精神生产能力和精神产品,包括自然科学、技术科学、社会意识形态,有时亦专指教育、科学、文学、艺术、卫生、体育等方面的知识与设施。

文化是一个同心圆结构,由物质文化、行为文化、制度文化和精神文化四部分组成。物质文化居于表层,最为具体实际;行为文化是一种活动文化,处在浅层,是最活跃的因素;制度文化是观念形态的表现形式,位于中层;精神文化居于核心,是文化的灵魂。物质文化、行为文化、制度文化与精神文化统一构成了文化的整体。

(二)文化背景的含义

文化背景是一个人生活在其中的,由特定社会习俗、价值观念和信仰所组成的文化环境。俗话说,"一方水土养一方人",这句话就道出了文化背景的内涵所在。现实生活中,由于人们的生长地域、成长环境、教育程度、家庭背景以及社会影响不同,因此人们的生活方式、风俗习惯、信仰与价值观也会有所差异。如在礼仪方面,东方礼仪崇尚尊老爱幼、亲情至上、谦虚含蓄、礼尚往来;西方礼仪自由至上,崇尚个性、简单务实,不重客套。从健康观念看,大多数中国人还是认为躯体没有疾病就是健康,而在欧美发达国家,疾病的范围包括心理、社会等各个方面。对患有不治之症的患者,中国多数家庭强调对患者保密,而在美国,医生必须将病情如实告知患者。

(三)文化休克的含义

文化休克是指生活在某一文化环境中的人初次进入到另一种文化环境所产生的思想混乱与心理上的精神紧张综合征。通常表现为不适应、焦虑、恐惧、无助、茫然、失落甚至绝望等,是人们从熟悉环境进入陌生的文化环境中产生的一系列紧张综合征。

二、跨文化沟通

(一)跨文化沟通的含义

跨文化沟通是指拥有不同文化背景的人相互之间进行的信息交流。随着国际交往的不断扩大,各国、各地区的交流日益加强,经济、文化往来愈加频繁,跨文化沟通已成为各国、各地区、各民族促进合作与发展的必备条件。

人们在跨文化沟通过程中容易出现文化休克的现象。如西方国家的学生到东方国家留学,学校的教育体制、课程设置、气候环境、交通条件、饮食习惯、语言沟通等都可能存在较大差异,对此产生的不适应称为文化休克。又如在我们国家,生长在南方的汉族人去新疆或西藏工作,就可能会因对那里的人文环境、地理气候、饮食习惯、宗教信仰等不适应而产生焦虑和不安。

(二)多元文化与多元文化护理

1.多元文化的含义 多元文化是指经过多年逐渐形成的一种民族共有的信仰、情感、价值观和行为准则。由于各民族所在的地域、环境和规模等因素的制约,各个民族的文化均不相同,但会随着社会的进步和沟通交流的增多,各民族的不同文化共同存在于同一社会环境中。

2.多元文化护理的含义 随着社会发展和国际交流的日益广泛,以及护理专业的国际化,护理的核心理念照顾延伸到文化照顾,逐渐产生了多元护理的概念。

重点:跨文化沟通是指拥有不同文化背景的人相互之间进行的信息交流。

重点:多元文化护理即护理人员按照不同民族的世界观、价值观,不同民族的宗教、信仰、生活习惯等采取的不同护理方式,以满足不同文化背景的人对健康需要的护理服务。

即护理人员根据不同民族的世界观、价值观,宗教信仰、生活习惯等采取的与之相适宜护理方式,以满足不同文化背景的人对健康需要的护理服务。多元文化护理也是社会进步和护理学科发展的重要标志。在多元文化背景下从事护理服务的护士,应正确理解不同患者的不同求医行为,了解他们对疾病的不同反应,尊重他们在风俗习惯和价值观念上的差异,共同建立适合其文化现象的护患关系,加强护理照顾,帮助他们尽快适应新环境。

三、文化差异对沟通的影响

进入 21 世纪以来,全球化进程逐渐加快,国际交往日益频繁。我们应该了解,在文化背景相同的范围内,人们共处时很少产生交往沟通上的障碍,但若以同样的方式去对待另一种文化背景的人时,往往会出现误解或发生冲突,影响到交往与沟通并造成不应有的损失。因此,我们有必要加强学习和了解东西方文化的差异以及不同文化背景下沟通方式的差异。

（一）文化差异

"百里不同风,千里不同俗。"不同国家、民族、地区的生活背景、价值观念、思维模式、生活方式的不同,主要是由文化差异引起的,这种文化差异同样会对沟通产生影响。

（二）文化差异对沟通的影响

1. 心理卷入度差异　交往沟通中的卷入度即人际交往沟通过程中的心理卷入度,是指人为他人操心和受他人影响的程度。心理卷入度过高是指个人在心理上与对方信息的关联程度过高。例如,在人际交往中,有人会过分地关心对方的事情,朋友遇到困难了,他比朋友还忧心忡忡;朋友办事出现失误,他比朋友还内疚和自责等。心理卷入度过低则相反。在东西方交往沟通的心理表现中,明显存在着东方人卷入度偏高而西方人卷入度偏低的差异。

东方传统文化非常重视人际交往。由于受这种传统文化的影响,东方人热情好客,在人际交往中饱含热情,朋友相见一般并不避讳其了解自己的年龄、婚姻状况、子女等情况。而在西方国家中,特别重视保护隐私权。个人隐私主要包括如年龄、工作、收入、婚姻、子女等,政治观念如支持或反对何种党派,个人行为动向如去什么地方、与谁交往等,凡是涉及个人隐私的都不能直接过问。西方人一般不愿意干涉别人的私生活和个人隐私,当然也不愿意被别人干涉。

比如,东方人会直接询问别人所买物品的价格。因为在他们看来,物品的贵贱只是表示该物品的质量。而在西方人眼里,如果你直接询问别人所购物品的价格,就可能是探问对方的经济条件。因此,这也是西方人的隐私,属于不宜直接询问的问题。如果你想了解该物品的价格,只能委婉地夸耀、赞赏该物品,而这种情况下西方人一般也只告诉你该物品的贵或贱,不会告诉你准确价格。再如,中国人见面打招呼时喜欢问一句"上哪儿去",这是招呼的一种形式。而在美国,你如果问朋友上哪儿去,则可能会使对方尴尬,因为这也属于对方的隐私,是你不该过问的。

重点:文化差异对沟通的影响:①心理卷入度差异;②行为方式差异;③自我表现差异;④人格特征的差异。

2. 行为方式差异　在沟通的方式上，西方人喜欢开门见山，而东方人习惯委婉。"非此即彼"的推理判断是西方理论家思考问题的基本方法。由此引发的"线性推理"的观念，好像是理所当然的事情。而东方人大多不采取直线形的方法，而是采用螺旋或波浪式的曲线，人际交往中这种传统方式导致的做事风格或处事方式至今也没有根本改变。

受西方文化影响的人倾向直接提出他的观点，甚至用辩论的方式来交流，在会议结束后双方不影响相互情谊。可是在东方社会特别是在中国，倾向于间接婉转及话中带话、旁敲侧击的沟通方式。另外，在双向沟通中，形体语言、表情动作是最重要的信息。西方人沟通时，形体语言比较丰富。

在与人相处时，东方人总习惯从自己的角度去为别人着想。这表现在待客和做客上，尽责的客人总是尽量不去麻烦主人，不让主人破费，因而对于主人的招待总是要礼貌地加以谢绝。比如，主人问客人想喝点什么，客人一般会说"我不渴"或"不用麻烦了"；主人在餐桌上为客人斟酒，客人总要加以推辞，说"够了，够了"。而事实上，客人并不一定是不想喝，往往只是客气而已。所以，称职的主人不会直接问客人想要什么，而是主动揣摩客人的需求，并积极地给予满足。

而西方人，无论是主人还是客人，大家都非常直率，无需客套。当客人上门了，主人会直截了当地问对方"想喝点什么"，如果客人想喝点什么，可以直接反问对方"你有什么饮料"，并选择一种自己喜欢的饮料；如果客人确实不想喝，客人会说"谢谢！我不想喝"。

无论是中国人还是西方人，都喜欢向自己的亲朋好友提一些友好的建议和劝告，以示关心和爱护。但东西方人在提劝告和建议的方式上却有很大区别。东方人向朋友提建议和劝告的时候，往往都非常直接，常用"应该""不应该""要""不要"这些带有命令口气的词。比如，"天气很冷，要多穿点衣服，别感冒了""路上很滑，走路要小心"等。西方人在向亲朋好友提劝告和建议的时候，措词非常婉转，比如，"今天天气很冷，我要是你的话，我会加件毛衣""你最好还是把胡子刮了吧"。一般来说，双方关系越亲近，说话的语气越直接，但即使是最亲密的人之间，也不会使用像我们那样的命令语气。否则，会被认为不够尊重他人独立的人格。

最耐人寻味的是，最近西方的研究显示，长期旅居东方的西方人和移居西方的东方人，在心理实验中的表现都介于东西方之间，并没有显示西方人或东方人的行为特征。这预示着，全球一体化的时代在人文思想上或许会出现新气象。

3. 自我表现差异　西方人崇拜个人奋斗，尤其为个人取得的成就而自豪，从来不掩饰自己的自信心、荣誉感以及在获得成就后的狂喜。相反的是，东方文化则提倡谦虚含蓄，不提倡炫耀个人荣誉，无论任何时候谦虚都是一种美德。

东方人一直视谦虚为美德，不论是对于自己的能力还是成绩，总是喜欢自谦。比如，中国学者在作演讲前，通常会说："我学问不深，准备也不充分，请各位多指教。"在宴会上，好客的主人面对满桌子的菜却说："没有什么菜，请随便吃。"而外国人特别是西方人没有自谦的习惯，他们认为，一个人要得到别人的承认首先必须自我肯定。所以，他们对于自己的能力和成绩总是实事求是地加以评价。宴请的时候,主人会详尽地向客人介绍所点菜的特色,并希望客人喜欢;而被上司委以重任的时候,他们会感谢上司,并表示自己肯定能干好。

我们和西方人在对待赞美的态度上大不相同。别人赞美的时候,尽管内心十分喜悦,但表面上总是表现得不敢苟同,对别人的赞美予以礼貌的否定,以示谦虚,如"还不行""马马虎虎吧""哪能与你相比啊""过奖了"等。而西方人对待赞美的态度可谓是喜形于色,总是用"Thank you"来应对别人的赞美。

西方人的自我中心意识和独立意识很强,主要表现在自己为自己负责。在当今竞争异常激烈的社会,每个人的生存方式及生存质量都取决于自己的能力。因此,每个人都必须自我奋斗,形成了相对独立的处事风格。正由于以上两点,主动帮助别人或接受别人帮助在西方往往就成为令人难堪的事。因为接受帮助只能证明自己无能,而主动帮助别人会被认为是干涉别人私事。

东方人的行为准则是我对他人、对社会是否有用,个人的价值是在奉献中体现出来的。中国文化推崇一种高尚的情操——无私奉献的利他主义。在中国,主动关心别人,给人以无微不至的体贴是一种美德。

4.人格特征的差异 中西方的人格差异在儿童期就有显著差异。西方家长普遍认为孩子从出生那天起就是一个独立的个体,有自己独立的意愿和个性。无论是家长、老师还是亲友,都没有特权去支配和限制他的行为,在大多数情况下都不能替孩子做选择,而是要使孩子感到他是自己的主人,尊重和理解孩子的愿望和心理。而中国家长受封建社会意识的长期影响,认为孩子是自己的,孩子是不懂事、无责任感的,家长对孩子负有全面的责任,所以自然就以孩子的"主人"自居,而且大都要求孩子顺从、听话,听话的孩子才是"好孩子",极大地束缚了孩子的自主意识和自我发展。

从人格发展方面来说,中国的传统文化衍生了长辈的绝对权威观念,子孙们应绝对服从长辈。这种"长上文化"严重阻碍后代人独立、健康地发展,挫伤青年人的蓬勃锐气,使中国人偏内向、依赖性较强、笃信权威、求同、保守等,但相对地有比较能吃苦、任劳任怨、忍受能力强等优点。西方人则明显地更加外向,抱负高,从小注重雄心壮志的培养,具有较好的独立性、主体性、创造性、求新求异性,但责任感略差、忍受力较差。

西方人办事有计划性,时间观念强。他们认为,工作时间就应该拼命干,休闲时也应尽情潇洒。与中国文化不同的是,美国人在休闲时从不谈工作。在工作中,经理与下级保持一定的等级距离,对下级的工作过错极为认真与严肃。但在休息时、下班后或一起在酒吧、高尔夫球场时,上级和下级之间毫无等级距离、关系融洽,经理也会虚心地向下级讨教经验。这说明西方文化有私人空间与公共空间之分,在私人空间里,无人可以入侵;在公共空间里,每一成员应受公共空间区域的限制。但如果在中外合资企业中,中方经理没有认识到美国的这种文化,而是以中国的文化来对待美国的文化,就会产生冲突。

四、跨文化沟通策略

跨文化沟通中的文化感知、文化认同和文化融合是一个系统工程。了解文化差异、认同文化差异和融合文化差异是进行有效跨文化沟通的根本所在。要达到融合文化差异的目的,取决于跨文化沟通策略的应用。

(一)了解文化差异

从深层次原因上讲,文化是一个群体在价值观念、行为准则、风俗习惯等方面表现出来的区别于另一群体的显著特征。文化差异体现于语言交流中的差异、非语言交流中的差异、价值观念的差异以及思维行为模式上的差异。

(二)认同文化差异

要做到文化认同,主要应做好以下几点。

(1)坚持求同存异原则,善于搁置文化差异。

(2)坚持适应文化差异原则,善于学习对方文化,提高自身适应能力。

(3)打破思维定式,善于开拓思路,坚持客观公正。

(三)融合文化差异

文化的融合是一个互补的过程。文化的融合互补是人类未来文化发展的方向,更是企业跨文化生存的必然选择。具体的做法如下。

(1)加强跨文化培训与研究。

(2)全球标准化和本土策略相结合。

(3)根据不同国家的文化特色,选择适合的管理人员和策略。

第二节 护理工作中的跨文化沟通艺术

案例及实践活动

案例 7-2-1 一位来自西方国家的糖尿病患者,信仰伊斯兰教,大学文化,讲英语,喜欢甜食,忌肉食,从事环保技术工作,中薪阶层。于一个月前来中国,就医时可见全身水肿,不接受中国食品,不愿意忍受糖尿病饮食,不喜欢中国病房的设施,用企业技术员的标准要求护理人员,时间观念强,讲究效益原则。不喜欢护士整理自己的东西,不喜欢护士戴口罩,要求固定的护理人员提供护理关怀,用西方礼仪要求护士,也希望得到西方式护理关怀。

实践活动:1.假设你是该患者的主管护士,在护理时应注意什么问题? 如何与患者进行有效沟通?

2.角色扮演:体会跨文化护理的不同之处。

案例 7-2-2 一位中国护士小李到美国一家医院进修。一位衣着漂亮的女士接待了她,并向她详细介绍了工作环境。小李为表示感谢,非常热情地赞美了这名护士:"你的衣服真漂亮!""谢谢!"女士非常礼貌地说。"一定很贵吧,多少钱买的?是什么面料的?"小李继续中国式的聊天。女士尴尬地耸了耸肩,没有说话。小李感到莫名其妙。

实践活动:1.小组讨论:分析上述案例,讨论女士没有说话的原因是什么。

2.思考作业：如果你是小李，应如何赞美，说明原因。

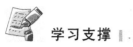 学习支撑 ▍····

一、跨文化护理沟通

跨文化护理沟通是指护理人员根据患者的社会环境和文化背景，了解其生活方式、道德信仰、价值取向，向患者提供多层次、多体系、高水平、全方位有效的护理，使其处于一种良好的心理状态，愉快地接受治疗和护理的沟通过程。

二、跨文化护理沟通的影响因素

（一）语言差异的影响

语言是沟通的重要工具。不同的文化差异导致的理解差异是影响跨文化护理的主要因素。语言是文化的一部分，并对文化起着重要作用。社会学家认为语言是文化的基石，没有语言就没有文化；从另一个方面看，语言又受文化的影响，反映文化。语言能够反映一个民族的特征，它不仅包含着该民族的历史和文化背景，而且还蕴藏着该民族对人生的看法、生活方式和思维方式。语言与文化之间相互影响、相互作用，理解语言必须了解文化，了解文化必须掌握语言，形形色色的文化形成多种的语言。由于文化和语言上的差异导致了跨文化护理时的障碍，如"阴"和"阳"两个字是祖国医学中的一个基本原理，却很难用英语对西方人进行解释，所以只好在《汉英词典》中将"阴""阳"两字分别注释为"yin, the feminine or negative principle in nature""yang, the masculine or positive principle in nature"，使其与《朗曼现代英语词典》保持一致。就是这样解释，西方人也还是不清楚"阴""阳"的具体含义。另外，中医理论中的"寒""上火"等也很难用英语表达清楚，只能先解释为"内热过多"，然后再具体描述症状。

在我国，各民族使用的语言也是数不胜数，56个民族中每个民族都有属于自己的语言，即使是在同一个民族内，也存在较大的语言差异。如汉语就可以分为北方方言、吴方言、湘方言、赣方言、客家方言、粤方言和闽方言。如果受到方言的制约，护士不能及时、准确地了解患者的需求，就无法保证信息传递的准确性，就会出现你望着我、我看着你，紧锁眉头、不知所措的尴尬局面，甚至会出现把好话当成骂人的话，发生误解或医疗纠纷的现象。

（二）生活方式差异的影响

生活方式是指人们在一定条件下的生活样式和方法。它包括人们社会生活各个领域全部活动的形式和特征，如人们的精神生活、物质生活、社会生活及政治生活等。生活方式不仅是指个人的行为方式，还包括全社会、民族、家庭生活等的活动形式。不同的国家和民族在自己特有的文化背景下，形成了不同的生活方式，具体表现在人们的情趣、爱好、价值取向、生活习惯、行为方式等方面存在的差异。如不同的国家在打招呼、道谢、致歉、告别等方面就存在不同的方式与理解。中国人见面习惯用"去哪儿""吃饭了吗"等客套话打招呼,而西方人却对这种问候十分敏感,在他们看来,衣食住行纯属个人私事,别人不应过问,否则不是被看作没礼貌,就是被当作一种邀请。因此,和西方人打招呼应用"您好""早上好"等。在空间距离上,拉丁美洲文化与越南文化喜欢保持人与人之间的亲密感,而美国人则把过于亲密的距离看成是对个人"领土权"的侵犯。在时间观念上,德国人以严守时间著称,而亚洲、拉丁美洲等地的人们却对守时不以为然。

人们在健康概念与健康行为方面也存在许多不同的行为方式。如有的患者受某种宗教信仰的影响,认为生病是上帝对自己的惩罚,是必须经历的痛苦,因此对疾病采取忍受态度。即使在疾病造成某些不适或难以忍受的疼痛时,也会默默忍受,不轻易向护士倾诉。而有的患者则认为有病就要向他人诉说,这样才能减轻痛苦,才能引起他人重视,因此只要身体有一点不适就呻吟、大声喊叫,以引起他人的注意。同样,在空间距离、手势、体触、身体导向等方面也存在较大差异。如意大利人喜欢在交谈时用拍打或碰碰对方的方式表示亲热和友好,而亚洲人则不喜欢使用体触方式进行沟通。因此,护士与不同文化背景的服务对象沟通时,应该主动了解他们的健康概念、生活方式以及传统的治疗方法,并为他们提供有针对性的护理服务。

（三）风俗习惯差异的影响

风俗是指社会上长期形成的风尚、礼节、习惯的总和。习惯是经过长时间逐渐养成的,一时不容易改变的行为、倾向。各个国家和民族之间存在着千差万别的风俗习惯。"入乡问俗,入国问禁"就是指的这一点,也是国际交往中的常规礼仪。如在饮食方面,我国西南山区的人喜欢腌、熏食品,他们认为这样的食品味道鲜美,而北方地区的人则喜欢面食;大多数西方国家的人喜欢吃生、冷食品。在进食时间与餐次上,拉丁美洲习惯在早餐与午餐之间加茶点,而美国人则喜欢在中餐与晚餐之间加茶点。在审美习俗方面,东方人不喜欢的东西,西方人可能喜欢;西方人不想要的东西,东方人可能认为是有用的。在有些国家,看望患者时禁用含有白、黄色花朵的花束。在禁忌避讳方面,不同的民俗宗教和信仰有不同的禁忌与避讳,如信奉基督教的国家禁忌"13"这个数字,因为这个数字与耶稣殉难日联系在一起,是不祥的征兆。在礼节习俗方面,日本人初次见面用鞠躬的方式表示问候,欧美国家则用拥抱接吻的方式表示欢迎。

这些由文化背景带来的对异种文化的排斥和对自我信仰的崇敬,都会增加护理工作的难度。如护士不能在饮食照顾、护理服务、沟通方法等方面统筹兼顾,就可能做出伤害患者利益、侵犯其权利、有悖其信仰、违背其意愿的事情,甚至发生冲突。

三、跨文化护理沟通的策略

随着我国改革开放的逐步扩大,护士会面对不同国家、不同民族、不同语言和不同信仰的多元文化背景的患者。在为这些患者提供共性的护理服务时,还应该根据患者的文化背景提供特殊的护理服务,以适应并满足不同文化背景患者的护

重点:跨文化护理沟通的策略:提高沟通语言的一致性,尊重不同的价值观与习俗,安排适合的个人空间,实施有针对性的护理。

理需要。在护患沟通过程中,护士应了解、掌握不同民族的行为方式,重点研究不同民族的传统习惯与照顾方式,运用这些理论和知识为不同国家、不同民族、不同地域的患者提供共性和个性的护理服务,提供优质和满意的护理服务。

（一）提高沟通语言的一致性

医院应加强护士语言沟通能力的培训。各医院可根据医院收治患者的地域情况,选择常用的1～2个语种作为培训重点,逐步提高护士运用不同语言与不同患者交往的能力。避免在护理工作中因语言沟通障碍发生的误解、偏差和错误,消除紧张、焦虑的心理,防止因语言沟通障碍延误治疗等。护士在进行跨文化沟通时,不仅要熟悉对方语言的语汇词义,还要努力学习与对方语言相关的其他知识。

（二）尊重不同的价值观与习俗

尊重是人际沟通的首要原则。在跨文化护理沟通过程中,要尊重不同文化背景下患者的价值观和习俗。如在称呼方面,我国老年人喜欢他人在称呼前加"老"字,表示对他的尊重,而西方老年人则非常忌讳在称呼中有"老"字。在价值观念上,东方人生病后依赖心理较重,希望由护士或家属来照顾自己的生活;而西方人则非常重视自理能力的培养,希望患病期间自己能照顾自己,出院以后能够料理家事。

（三）安排适合的个人空间

根据不同国家和地区对空间距离的要求,护士应根据患者的需要为其提供适合的住院环境。如东方人希望与他人交流,不愿意住单人病房,人际距离相对较近;而西方人对住院条件要求较高,强调保护个人隐私,喜欢独居,希望住干净舒适的单人病房,人际距离相对较远。因此护士在接待患者入院时,应该考虑不同文化背景下的患者对个人空间距离的要求,做出恰当的处理,以满足患者的需要,促进疾病的早日康复。

（四）实施有针对性的护理

护士应根据患者的文化背景采取相应的护理措施。为了使不同文化背景的患者尽快熟悉和适应医院环境,护士应积极做好入院指导,以减轻患者的陌生感和孤独感。尽可能与患者使用同一种语言交流,用患者认可的称呼方式,尊重患者的生活习惯,用他们能够接受的方式进行健康教育,注意倾听患者的诉说,及时了解他们的需要,使他们尽快适应新环境。

知识链接

涉外礼仪的基本原则

1. 不卑不亢、热情适度。

2. 入乡随俗、求同存异。

3. 注重形象、尊重隐私。

4. 女士优先、以右为尊。

5.信守承诺、实事求是。

学习检测

一、名词解释

1.文化

2.跨文化沟通

3.跨文化护理沟通

二、填空题

1.文化是一个同心圆结构,由_____、_____、_____和_____四部分组成。

2.东西方沟通方式上的差异包括_____、_____、_____、_____。

3.风俗是指社会上长期形成的_____、_____、_____的总和。

4.多元文化护理的含义是护理人员按照_____,_____采取的_____,以满足_____对健康需要的护理服务。

5._____导致的_____是影响跨文化护理的主要因素。

三、简答题

1.简述跨文化沟通策略。

2.叙述跨文化护理沟通的影响因素。

3.简述跨文化护理沟通的策略。

(陈　玮)

学习检测题答案

第一章

一、名词解释

1.沟通本意是开通而使两水相通,后引申为信息的交流,主要是指传递和接收信息。

2.人际沟通是指在人与人间传递和交流信息的过程,是沟通的子系统。

3.护理人际沟通是护理专业范畴内的人际沟通,是为了解决特定医疗护理问题、完成特定专业任务而建立和发展起来的,并随着专业任务的完成而终止。

二、填空题

1.传递信息

2.人 信息的传递 双向互动 准确表达和理解信息

3.尊重原则

4.亲密距离 人际距离 社会距离 公共距离

5.认知 态度 语言

6.谋划 观察 善听 反馈 交谈

7.提升专业认知,建立职业情感 提高人际沟通能力重要性认识 强化人际沟通能力训练

三、选择题

1.E 2.A 3.D 4.B 5.E

四、简答题

1.答:(1)人际沟通是在一特定时间段内,沟通双方进行的一项活动。

(2)人际沟通是一项有目的、有意义的活动。

(3)人际沟通是一个双向、互动的反馈与理解的过程。

2.答:(1)有利于建立良好护患关系。

(2)有利于促进护患心理健康。

(3)有利于创造良好的工作环境。

(4)有利于适应新型医学模式。

第二章

一、名词解释

1.人际关系是指人们在社会生活、工作、学习中,通过相互认知、情感互动和交

往行为所形成和发展起来的关系。

2.人际吸引是个体与他人在交往过程中产生的情感上相互亲密的心理倾向,是人际关系中的一种肯定形式。

3.马斯洛"需要层次论"分为五个层次:生理需要、安全需要、社交需要、尊重需要、自我实现需要。五个需要像阶梯一样从低到高,按层次逐级递升。一般来说,某一层次的需要相对满足了,就会向高一层次发展。

4.动机是激发个体朝着一定目标活动,并维持这种活动的一种内在的心理活动或内部动力。

二、填空题

1.认知成分 情感成分 行为成分 情感成分

2.时间空间 观点 职业

3.相似性 互补吸引律

4.定向阶段 情感探索阶段 情感交流阶段 稳定交往阶段

5.自然诱发 蓄意诱发 情感诱发

6.互惠吸引律 光环吸引律

三、选择题

1.C 2.B 3.D 4.D 5.E

四、简答题

1.答:诱发吸引律、接近吸引律、互补吸引律、互惠吸引律、光环吸引律、对等吸引律。

2.答:(1)加强印象管理。

(2)培养人际交往素质。

(3)提高帮助,解决实际问题。

(4)改变看法,接纳对方。

(5)掌握人际交往技巧。

五、案例分析

答:尝试在人际交往中增强主动性,有原则地包容对方。根据互惠吸引律,互谅是一种相互理解。宽容别人的同时,自己也就把怨恨或嫉恨从心中排掉,才会怀着平和与喜悦的心情看待任何人和任何事,宽容能减少焦虑和压力,拥有更好的人际关系和更强的幸福感,还可以给自己和对方都带来重生的机会。

拓宽个人空间。根据接近吸引律,兴趣接近会缩短人与人之间的心理距离。积极发展自己的空间,发展自己多方面的兴趣,有助于互相理解。

第三章

一、名词解释

1.护患关系是护理人员和患者之间在提供和接受护理服务过程中所形成的一种帮助与被帮助的人际关系。

2.团队沟通指的是团队成员之间思想与感情的传递和反馈的过程。

二、填空题

1.独特性　短暂性　目的性

2.护理者　计划者　管理者　教育者　协调者　咨询者　维护者　研究者和改革者　护理者

3.患者的病情　患者的年龄　患者的文化水平　患者的性格

4.热情接待探访者　正确评估与指导　尊重家属的知情同意权　耐心听取家属的情况反映　主动提供心理支持

5.把握角色、各司其职　真诚合作、互相配合　关心体贴、互相理解　互相监督、建立友谊

三、选择题

1.D　2.A　3.B　4.C　5.D　6.D

四、简答题

1.答:(1)护患关系是帮助系统与被帮助系统的关系。

(2)护患关系是一种专业性的互动关系。

(3)护患关系是一种治疗性人际关系。

(4)护理人员是护患关系的主导者。

2.答:(1)互学互尊、团结协作。

(2)互助互勉、奋发进取。

(3)互相支持、乐于奉献。

3.答:(1)培养护士的沟通意识。

(2)依靠沟通建立相互信任。

(3)平等沟通打通沟通渠道。

(4)换位思考提高团队凝聚力。

(5)运用技巧促成高效沟通。

第四章

一、名词解释

1.语言沟通是指沟通者出于某种需要,运用有声语言或书面语言传递信息,表情达意的社会活动。

2.倾听是全神贯注地接收和感受对方在交谈时发出的全部信息,并作出全面的理解。

3.口头语言沟通是人们利用有声的语言系统,通过口述和听觉实现的,包括交谈、演讲、汇报、电话、讨论等,是人与人之间进行信息交流和心灵沟通的一种途径。

4.书面语言沟通是用文字符号进行的信息交流,是对有声语言符号的标注和记录,如报告、信件、文件、书本、报纸及医院、药店常见的黑板报、健康教育小册子、给患者的留言条等,是有声语言沟通由可听性向可视性的转换。

NOTE

二、填空题

1.安慰性语言　劝说性语言　暗示性语言　指令性语言(鼓励性语言)

2.全神贯注　耐心细致　有所呼应

3.口头语言沟通　书面语言沟通

4.开放式提问　封闭式提问

5.要全神贯注　要耐心细致　要有所呼应

三、选择题

1.A　2.E　3.D　4.D　5.E

四、简答题

1.答:护士语言的规范性、护士语言的治疗性、护士语言的情感性、护士语言的审慎性、护士语言的礼貌性、护士语言的知识性、护士语言的委婉性、护士语言的严肃性。

2.答:书面语言沟通不受时空限制,具有标准性及权威性,并且便于保存,以便查阅或核对,是人际沟通中较为正式的沟通方式,可以在很大程度上弥补口头语言沟通的不足。

3.答:(1)可获得重要信息。

(2)激发对方谈话欲,提高沟通的效力。

(3)可使对方感到被尊重、被欣赏,获得友谊和信任。

(4)发现说服对方的关键所在,是解决冲突、矛盾、处理抱怨的最好方法。

(5)可以掩盖自身的弱点和不足。

第五章

一、名词解释

1.非语言沟通指以表情、手势、眼神、触摸、空间、时间等以非语言为载体所进行的信息传递。

2.肢体语言指在人际沟通活动中具有信息传递功能的人的躯体、四肢动作态势,它是人们常用的一类非语言沟通符号。

3.手势语指用手和手指的动作来传递信息。

4.仪表,指人的外表,包括容貌、身材、姿态、修饰等,它是一个人是否具有魅力的外部特征,也是形成魅力的前提条件。

5.人际距离是交际双方身体空间上的距离。可形成传情达意的体态语言。

二、填空题

1.身体动作　面部表情　服饰仪态　副语言

2.表达感情　体现关系　塑造形象

3.真诚　自然　适度　适宜

4.自然形象　修饰形象　行为形象

5.情意手势　指示手势　象征手势　象形手势

三、选择题

1.B　2.E　3.D　4.A　5.C

四、简答题

1.答:传承性、民族性、共通性、习惯性、可信性、模糊性、情境性和个性化。

2.答:有利于儿童的生长发育,有利于进行心理支持,有利于改善人际关系,有利于传达信息。

第六章

一、名词解释

1.治疗性沟通是一般性沟通在护理工作中的具体运用,是一种有目的的沟通。指护患之间、护士之间、医护之间、护士与患者家属之间围绕患者的治疗问题并能对治疗起积极作用而进行的信息传递和理解。

2.指导性沟通是指由护士解答患者提出的问题,或者是护士围绕患者的病情阐明观点、说明病因、解释与治疗护理有关的注意事项及护理措施等。

二、填空题

1.指导性沟通　非指导性沟通

2.要有同理心　电话沟通态度要真诚、语句要简洁　重视与家属的沟通　注重沟通技巧

3.身体状况　专业术语干扰　沟通技巧欠佳　语言修养缺乏

4.举止端庄、大方得体　亲切温暖、关怀尊重　灵敏快捷、安全准确　技术娴熟、操作规范

5.欢迎再来

6.护患沟通不良

三、选择题

1.B　2.E　3.A　4.C

四、简答题

1.答:准备与计划阶段:①了解患者的基本情况;②明确交谈的目的和特定的专业内容;③列出谈话提纲,合理设计问题;④做好环境准备。

沟通开始阶段:①注意外在形象;②礼貌称呼对方;③主动介绍自己;④说明交谈目的和所需时间;⑤帮助患者采取舒适的体位,以便减少不利于交谈的因素。

沟通进行阶段:沟通中应坚持以患者为中心的原则,鼓励患者交流。①合理提出问题,多使用开放式提问。②采用不同的语言表达技巧。③注意非语言沟通。④及时反馈。

沟通结束阶段:注意适时结束交谈、概括并核实重点内容并致谢,必要时可预约下次交谈时间。

2.答:治疗性沟通与一般性沟通的区别如下。

项目	治疗性沟通	一般性沟通
目的	协助患者恢复、促进健康	加深了解、增进友谊
目标	满足患者的需要	无特定目标
地位	以患者为中心	双方同等
责任	护士负责导向	双方共同负责
观念	护士接受患者的观念	观念一致
内容	与患者的健康相关	随意
情感运用	护士鼓励患者自我表露	因人而异
结束	经过计划与讨论	无计划,无法预测

3.答:耐心多一点、态度好一点、动作快一点、倾听多一点、方法多一点、缓解患者过激情绪、处理谨慎点。

第七章

一、名词解释

1.文化是指特定人群学到的、共有的、世代延续下来的价值观、信念与信仰、规范以及生活方式,并指导这一特定人群的思考、决策和行动方式。

2.跨文化沟通是指拥有不同文化背景的人相互之间进行的信息交流。

3.跨文化护理沟通是指护理人员根据患者的社会环境和文化背景,了解其生活方式、道德信仰、价值取向,向患者提供多层次、多体系、高水平、全方位有效的护理,使其处于一种良好的心理状态,愉快地接受治疗和护理的沟通过程。

二、填空题

1.物质文化 行为文化 制度文化 精神文化

2.心理卷入度差异 行为方式差异 自我表现差异 人格特征的差异

3.风尚 礼节 习惯

4.不同民族的世界观、价值观 宗教信仰、生活习惯 不同护理方式 不同文化背景的人

5.不同的文化差异 理解差异

三、简答题

1.答:(1)了解文化差异。

(2)认同文化差异:①坚持求同存异原则,善于搁置文化差异;②坚持适应文化差异原则,善于学习对方文化,提高自身适应能力;③打破思维定式,善于开拓思路,坚持客观公正。

(3)融合文化差异:①加强跨文化培训与研究;②全球标准化和本土策略相结合;③根据不同国家的文化特色,选择适合的管理人员和策略。

2.答:(1)语言差异的影响。

(2)生活方式差异的影响。

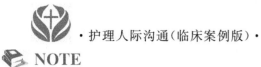
(3)风俗习惯差异的影响。

3.答:(1)提高沟通语言的一致性。

(2)尊重不同的价值观与习俗。

(3)安排适合的个人空间。

(4)实施有针对性的护理。

主要参考文献

[1] 张书全.人际沟通[M].2版.北京:人民卫生出版社,2008.

[2] 麻友平.人际沟通与交流[M].北京:清华大学出版社,2009.

[3] 吴玉斌,郎玉玲.护理心理学[M].3版.北京:高等教育出版社,2014.

[4] 周春美.护理人际沟通[M].北京:人民卫生出版社,2011.

[5] 秦敬民.医学伦理学[M].北京:人民卫生出版社,2009.

[6] 张新宇.护理美学与礼仪[M].北京:人民军医出版社,2007.

[7] 李锡元.管理沟通[M].武汉:武汉大学出版社,2006.

[8] 高燕.护理礼仪与人际沟通[M].2版.北京:高等教育出版社,2008.

[9] 杨云山.护理礼仪与人际沟通[M].2版.北京:人民军医出版社,2012.

[10] 李丽娟,杨运秀.护理沟通技巧[M].武汉:华中科技大学出版社,2012.

[11] 史瑞芬.护士人文修养[M].2版.北京:高等教育出版社,2014.

[12] 李惠玲,张秀伟.护理人文修养[M].北京:人民卫生出版社,2015.

[13] 史瑞芬,史宝欣.护士人文修养[M].北京:人民卫生出版社,2012.

[14] 赵佛容,王玉琼,宋锦平.护理临床案例精选——经验与教训[M].北京:人民
    卫生出版社,2012.

[15] 崔晓文.人际沟通与社交礼仪[M].北京:清华大学出版社,2014.

[16] 王斌,秦东华.人际沟通[M].北京:人民卫生出版社,2004.

[17] 陈晓萍.跨文化管理[M].北京:清华大学出版社,2005.

[18] 冷晓红.人际沟通[M].北京:人民卫生出版社,2006.

[19] 史瑞芬.护理人际学[M].2版.北京:人民军医出版社,2006.